KB271685

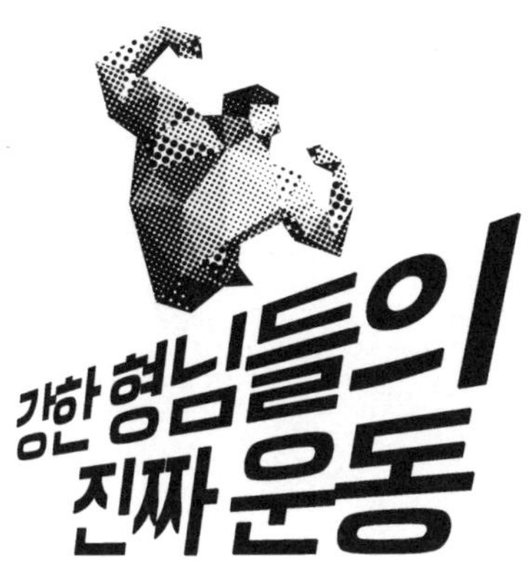

강한 형님들의
진짜 운동

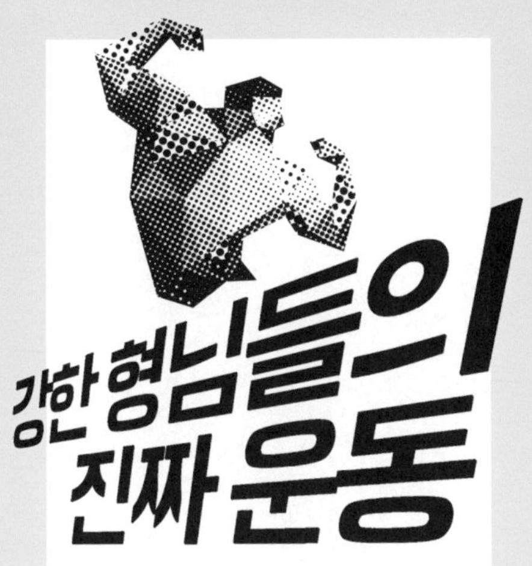

강한 형님들의 진짜 운동

최영민 지음

한문화

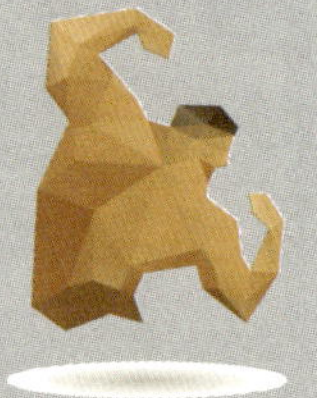

불혹의
청춘들을
위하여!

또 하루 멀어져간다. 머물러 있는 청춘인 줄 알았는데 말이다. 故김광석의 〈서른 즈음에〉, 서른 즈음에는 크게 다가오지 않더니 마흔 즈음이 되니 한 소절 한 소절이 서럽게 마음을 울린다. 강수지의 〈보랏빛 향기〉에 꿈꾸듯 밤을 지새우며 쓴 풋풋한 손 편지의 낭만과 듀스의 힙합으로 뜨거웠던 청춘들은 이제 불혹의 시간을 통과하고 있다. 그 시절을 함께 향유했던 청춘들은 여전히 뜨겁게 세대를 관통하고 있건만 길거리에서, 회사에서, 동창회에서 마주치는 그들을 대하면 선뜻 손 내밀어 악수하기가 멋쩍어지곤 한다.

우연찮은 기회에 운동과 건강에 대한 글을 쓴 것이 계기가 되어 정기적으로 기고도 하게 되었다. 졸필을 채찍질하여 몇 권의 책도 출간했다. 하지만 이 책을 쓸 때만큼 많은 생각에 잠긴 적은 없었던 것 같다. 한 꼭지 한 꼭지 마무리하는 동안 창밖에 비라도 내리는 날이면 몇몇 친구에게 전화를 걸어 안부를 묻기도 했다. 우연히 신호대기 중에 횡단보도에서 중년의 여인이 된 첫사랑을 목격하는 기연을 경험하기도 했다.

그렇다. 변하기는 했지만 우리가 사라진 것은 아니다. 우리는 여전히 빛나고, 여전히 뜨거운 청춘의 연장선 위를 살아가고 있다. 필자 역시도 잊고 살다가 글을 쓰면서 문득 문득 이런 생각들에 가슴이 뜨거워지곤 했다. 이 책은 나 자신에게 들려주는 뜨거운 독백이기도 하고, 사랑하는 친구들과 형님들에게 술 한잔 받아놓고 해주고 싶은 격려이기도 하다.

우리의 건강하고 푸르렀던 청춘은 타임머신이 개발되기 전에는 다시 만날 수 없다. 그때의 풋풋했던 마음은 여전하지만, 팽팽했던 피부와 빈틈없던 머리숱은 되돌릴 길이 없다. 흘러간 시절에 대한 노스탤지어nostalgia가 현재를 지배하는 시기가 있는데, 그 끝자락이 사십대가 아닌가 싶다.

체육관을 운영하는 관계로 수많은 사십대 형제들의 운동하는 모습을 지켜보기도 하고 지도하기도 한다. 이삼십 대 청춘들에게 지기 싫어 이를 악무는 분들을 종종 보게 되는데, 얘기를 나눠보면 나이 듦에 대한 아쉬움이 무척 강했다. 반대로 아직은 좀더 용맹정진해도 될 법한데 심하게 방어적인 태도로 운동하는 분들도 있다. 그렇다고 이 분들이 나이 듦에 순응하느냐, 역시 아니었다. 자신의 체력을 안배하지 못하고 지나치게 적극적으로 밀어붙여 폭주를 하는 형제들이나, 자신의 현재 상태를 과소평가하며 너무 소심하게 중노인 노릇을 하는 형제들이나 바라는 게 크게 다르지 않더라는 말씀이다.

욕망에 솔직한 것은 추한 것이 아니다. 특히 젊음에 대한 욕망은 더더욱 그러하다. 냉정하게 자신의 현재 상태를 인정하고, 납득할 수 있는 이유에 귀를 기울이며, 합리적인 방법으로 갈고 닦는다면 젊음으로의 회귀가 절대 불가능한 것은 아니라는 이야기를 책 전반에 걸쳐 담아 놓았다. 불혹이고 중년이라고 축 처져 있지 마시라고, 아직은 다시 팔팔하던 때로 돌아갈 수 있고 심지어 더 좋아질 수도 있다고 부르짖어 놓았다. 필자와 필자의 친구들 역시 여러분과 다르지 않은 나이이니 조금은 귀 기울여주시라.

지행합일知行合一. 말처럼 쉽지 않다. 필자에게도 마찬가지다. 아는 것과 행하는 것을 일치시키기 위해서는 어떤 의지가 필요한 법. 이 책을 손에 쥔 형제들은 분명 선택의 기로에 서게 될 것이다. '그래, 밑져야 본전인데 까짓것 한번 해볼까? 어휴, 내 나이가 몇인데…….' 모쪼록 형제들이 스스로를 일으키는 데 작은 계기가 되고자 고심했던 필자의 마음이 선택을 하고 행동으로 옮기는 데 보탬이 되었으면 한다.

이 책은 지, 행, 합, 일 4개의 장으로 구성되어 있다.

1장에서는 사십대 형제들이 처해 있는 현실에 대해 터놓고 얘기해보고 싶었다. 혈기방자하던 청춘의 기억은 엊그제 같이 생생한데 우리들의 몸과 마음은 예전 같지 않으니 이를 어쩌면 좋겠는가. 사십대 형제들의 운동은 왜 달라야 하는지 한번 들어보시라.

2장은 본격적인 운동에 들어가기 전에 하는 준비운동 정도로 생각해주면 되시겠다. 딱딱하게 굳은 몸으로 어떻게 해야 다치지 않고 제대로 운동할 수 있는지 알려드리겠다.

　3장에서는 사십대 형제들의 무너진 자존심을 회복시켜줄 강한 힘과 스태미나를 위한 운동법을 소개하고 차근차근 배워본다. 평생의 동반자가 되어줄 비밀병기 같은 운동이니 기대하셔도 좋다.

　4장은 3장에서 익힌 개별 운동을 실전 운동으로 적용하는 장이 되시겠다. 3장에 소개한 운동을 중심으로 뱃살 줄이기, 정력 강화하기, 만성피로에서 탈출하기 등의 일주일 프로그램을 구성해보았다. 영화 〈300〉의 전사들이 실제로 시행했던 몸 만들기 프로그램도 들어 있으니 과감하게 도전해보시라.

마지막으로 다시 한 번 친구들, 형님들에게 한마디 하고자 한다.

"친구야, 쫄지 말자! 기운내세요, 형님!"

2014년 여름을 보내며

최영민

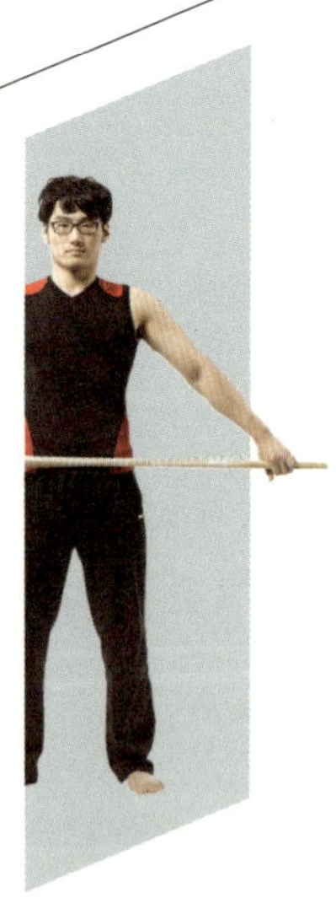

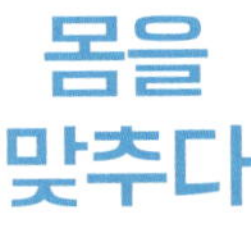
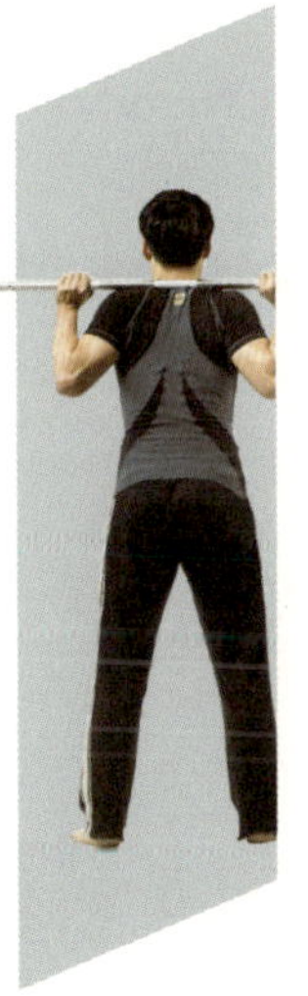

1장

知

—

몸을 알다

—

사십대,
불혹과 유혹 사이

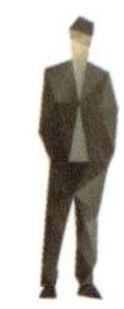

'요새 젊은것들'에 대한 통탄의 역사는 가히 유구하다. 고대 수메르 문명을 연구하던 고고학자들이 세계에서 가장 오래된 문자 중 하나인 쐐기문자로 기록된 석판의 문장을 해석하다가도 이 글귀를 발견했다고 하니, 자그마치 기원전 3000년경으로까지 거슬러 올라간다. 21세기 현대를 살아가는 우리들의 할아버지, 그 할아버지의 할아버지, …… 까마득한 선대 할아버지가 적어 놓았을 저 글귀를 보면, 고대에 살았던 사람이건 현대를 살아가는 사람이건 태어나서 유년기를 거치고 청년, 중년, 노년기를 보내다 죽음에 이르는 삶의 과정에서 인생을 바라보는 시선은 비슷한 것 같다.

이 책을 손에 들고 첫 장을 읽고 있는 사십대 형제들도 마찬가지일 것이다. 이삼십 대 인생 후배들이 보일 것이고, 먼저 사십대를 졸업하고 오륙십 대를 살아가는 인생 선배들도 보일 것이다. 가정에서건 사회에서건 인생 초짜가 아닌 이상 누군가에게든 자신이 살아온 이야기를 토대로 조언과 잔소리를 하게 될 것이다. '책임'이라는 이름으로 질타와 욕을 듣게 될 것이고, 살아온 세월 또한 적지 않은 탓에 마음속에 미련과 후회도 남아 있을 것이다.

공자는 《논어》에서 인생 사십을 불혹不惑이라 표현했다. '흔들리지 않는 나이'라는 이 말에 형제들은 과연 동의할 수 있을까? 불혹이라 불리는 사십대는 사실 수없이 다가오는 유혹誘惑이라는 파도 위를 항해하는 돛단배와 같다. 파도 위에 있는 배가 흔들리지 않을 재주는 없다.

배를 흔드는 것이 스스로가 아니라 파도이기 때문이다. 이러한 생生의 형국을 바라보며 공자가 불혹이라는 명칭을 붙인 것은 어쩌면 '흔들리지 않더라'가 아닌 '흔들리지 마라'라고 말하고 싶었던 것은 아닐까.

요즘 사십대, 특히 남성들에게 불혹不惑이라며 운치 있는 표현을 써주는 것은 사십대 남성 자신들뿐인 것 같다. 사십대! 나이 어린 인생 후배들이 쉽게 다가오기 힘든 나이요, 나이가 더 많은 형님들과도 공감하기에 어려운 것들이 점점 많아지는 나이다. 결혼 시기에 따라 다소 차이는 있겠지만 평균적으로 초등학교에 다니는 자녀가 있을 나이며, 부모와 살아온 생을 마감하고 십여 년 혹은 그 이상의 시간을 한 가정의 가장으로 살아왔을 것이다. 회사에서는 한 부서의 책임자나 경영자로 왕성하게 일에 매진하는 나이다. 내가 바라볼 사람은 점점 줄어드는데, 나를 바라보는 사람은 많은 나이.

80세를 평균수명으로 본다면, 살아온 나이와 살아갈 나이의 딱 중간에 서 있는 나이가 사십대다. 삶을 바라보는 시선에 원숙함이 묻어나지만 아직은 미숙함도 공존하는 나이. 그래서 제2의 사춘기 혹은 사추기思秋期라고도 한다. 10대 중·후반에 사춘기를 보내고 나서 다시금 찾아오는 정신적, 육체적 변화를 겪게 되는 시기라는 말이다. 우리 사회의 허리를 담당하는 사십대들이 '사오정'이라는 슬픈 신조어로 대변되는 시기에 우리 사십대는 과연 무엇을 믿으며 버텨야 하는 것일까?

사람은 나이 먹어가는 것을 스스로 알아서 자각하는 존재다. 자각한다는 것은 자연의 섭리에 따라 푸르른 청춘이 지나가는 것을 느끼며 슬퍼하고 아쉬워한다는 말이 아니다. 나이 들면서 쌓이는 연륜으로 삶을 바라보는 시선이 너그러워지는 긍정적인 측면을 알고 있다는 뜻이다. 우리 스스로를 슬픈 자화상인 양 그렇게 사십대를 바라볼 것이 아니다. 사춘기를 거쳐 소년과 이별하고 성인 남자로서 자신과 만나듯, 사십대 형제들도 다시 새로운 자신을 만날 준비를 해야 하는 시기가 온 것이다.

남자의
사추기

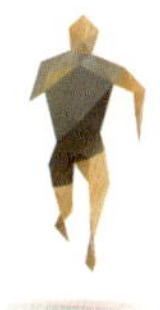

앞으로 남자와 운동에 대한 이야기를 하려고 한다. 좀더 명확히 말하면 사십대 남자들의 운동에 대한 이야기를 하려고 한다. 이제껏 쉴 새 없이 달려왔고, 지금도 달리고 있고, 앞으로도 더 달려가야 할 나이가 사십대이다. 참으로 재미있는 이 연령대를 들여다보면 생각과 행동이, 의식과 무의식이, 활력과 무기력이 때에 따라 다르게 표출되는 것이 순간순간 반응하는 모순의 용광로 같다. 앞서 이야기한 대로 사춘기와 사추기思秋期는 자연스럽게 다가오는 혼란과 필요에 따라 겪게 되는 혼란이라는 차이가 있지만, 격동적인 변화라는 점에서는 같다.

사춘기니 사추기를 맞는 모습이야 사람마다 다양하겠지만, 두 변화기의 공동된 도화선은 바로 신체적인 변화다. 일본 속담에 "세월은 명인名人을 노인으로 바꾼다"라는 말이 있다. 인간이 1, 2차 성징을 거치며 성장하다가 노화의 단계로 접어드는 것은 자연의 섭리다. 하지만 인간이라는 동물은 다른 동물들에 비해 변화 단계의 간극을 자연스럽게 받아들이지 못하기 때문에 이를 극복하기 위한 여러 가지 이유와 방법이 필요하다.

다들 아시다시피, 사춘기에는 소년에서 남자로 변모해가는 2차 성징을 시작한다. 소프라노 톤의 미성을 지닌 소년의 목소리는 변성기를 거쳐 거칠고 굵은 남성의 목소리가 되고, 겨드랑이와 음부에 털이 돋아나며, 얼굴에 여드름이 난다. 또 이성에 대한 관심이 높아지고, 주체할 수 없는 성욕이 뿜어져 나오는 이 시기에는 영장류 특유의 공격적인 성향이 두드러지기도 한다. 흔히들 '질풍노도의 시기'라고 표현하며 그 이유를 성숙되지 않은 인격으로 설명하지만, 필자의 생각은 좀 다르다. 내재된 영장류 특유의 폭력성과 공격적인 성향이 폭발적인 신체 변화와 발달에 힘입어 뿜어져 나오는 것이 더 큰 원인이라고 생각한다. 돌이켜 보면 무서운 것도 두려운 것도 없는 것처럼 자신감이 넘쳤지만, 유리알처럼 부서지기 쉬운 감성도 혼재되어 있었던 것 같다. 사람에 따라서는 이 변화기의 경험과 기억이 평생을 지배하기도 한다.

사추기의 변화 역시 사춘기 못지않게 격렬하다. 청년기를 보내고 자신이 노화의 길로 들어서는 것을 조금씩 인식하는 나이이기 때문이다. 이러한 변화를 인식하는 것과 인식하지 못하는 것에는 큰 차이가 있다. 의식(무의식을 포함한)이 우리의 사고와 행동을 지배하기 때문이다. 사회적 존재로서의 입지가 이미 완성된 나이여서 스스로 노화를 인지하지 못한다 하더라도, 주변에서 지겨우리만치 인지시켜주기 때문에 사실상 의식하지 않고 지내기는 불가능하다.

사춘기와는 다른 변화로 우선 흰머리가 눈에 띄게 늘어난다. 이미 탈모가 시작된 형제들은 흰머리라도 좋으니 무조건 머리숱이 많았으면 좋겠다고 푸념하기도 한다. 눈가의 잔주름은 말할 필요도 없고, 얼굴 전체를 덮고 있는 선 굵은 주름을 어떻게 좀 했으면 좋겠다. 한겨울에도 감기 한 번 안 걸리던 사람이 이젠 계절이 바뀌는 것을 감기로 알게 된다. 회식 다음날이면 일과가 끝날 때까지 숙취 때문에 힘들고, 맘먹고 운동이라도 할라치면 운동하는 것이 문제가 아니라 운동 후 회복이 안 될 것 같아 겁부터 난다. 여기에 쐐기를 박는 변화의 결정판은 이제 아침이 되어도 발기勃起가 되지 않는다. 더 슬픈 현실은 아침에 기상하는 것이 너무 힘들어 발기가 되지 않는다는 사실조차도 인지하지 못한다는 것이다.

얼마 전 필자의 친구가 조심스럽게 고백했다. 당뇨 판정을 받았고, 섹스리스sexless가 된 지 좀 되었으며, 발기가 되지 않는다는 것이다. 술자리에서 자신의 변화를 덤덤하게 이야기하는 친구의 고백이, 아직도 축구와 소피 마르소를 좋아하는 사춘기 소년 같기만 한 그 친구의 고백이 필자에게도 사추기가 시작되었음을 알려주었다. 씁쓸한 기분을 떨칠 수가 없었다.

테스토스테론 감소기

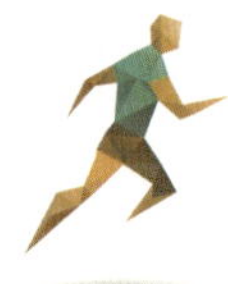

닭이 먼저냐 달걀이 먼저냐의 문제만큼이나 육체와 정신의 관계도 분명 서로가 서로에게 영향을 주지만, 딱히 어떤 것이 주도권을 가지고 있다고 하기는 어렵다. 일찍이 그리스 철학자 플로티노스 Plotinos는 존재의 본질에 대한 탐구에서 육체와 영혼으로 존재하는 인간의 하나 됨을 철학의 출발점으로 삼았고, 동양문화권의 수많은 종교나 철학 역시도 육체와 정신의 일체에 의미를 두고 사유했다. 아무튼 인간은 정신으로 육체를 제어하고, 육체의 변화가 정신적인 면에도 크게 영향을 미치는 존재다.

종교나 철학을 떠나 인간의 의식과 육체적 변화를 호르몬 분비의 영향으로 보고 있는 현대 의학도 비슷한 관점을 가지고 있다. 남성의 모든 사고나 행동 패턴에 막대한 영향을 주는 것은 테스토스테론testosterone이라는 남성호르몬이다. 정확히 말하자면 정소(고환)에서 생성되는 스테로이드 계系 유기화합물로 2차 성징이 나타나는 사춘기에 폭발적으로 분비된다. 남성이 태어나서 처음으로 맞이하는 격변기 증후의 대부분이 바로 이 호르몬 때문이라고 봐도 무방하다. 어린 남자애가 성인 남자로 변하는 이 시기를 '테스토스테론 치매기'라고 부르기도 한다. 우정, 의리, 자존심, 이성에 대한 강한 호기심 등에 목숨을 거는 이 시기에 남자는 모든 생물학적, 사회적 남자다움의 틀을 완성해 나간다. 평균 23세까지를 테스토스테론 치매기로 보고 있으며 이후 개인에 따라 차이는 있지만, 이 호르몬의 분비는 안정기를 거쳐 차츰 줄어들게 된다. 사십대는 바로 테스토스테론 분비가 줄어드는 시작점 혹은 연장선상에 있는 것이다.

2차 성징이 '음모와 발기'의 시기라면, 테스토스테론 분비가 감소하기 시작하는 사십대는 '탈모와 발기부전'의 시기이다. 근육량이 줄어들기 시작하고, 기억력도 예전 같지 않다. 전날 회식 때 마셨던 숙취가 오랫동안 떠나지 않는 것에서도 몸의 회복력이 눈에 띄게 떨어진 것을 느낄 수 있다. 일 년에 한 번 받는 정기검진에서 키가 줄어드는 경우도 생긴다. 이러한 신체적 변화나 노화의 징후를 인지하는 순간부터 심리적 변화도 시작된다. 사소한 일에도 감정적으로 흔들리면서 쉽게 분노하거나 좌절하고, 생각이 많아지면서 갈등과 고민도 깊어진다. 스스로 소심해졌다고 느끼는 순간, 신체적인 활동도 덩달아 소심해진다. 심리적인 것과 신체적인 것이 서로에게 영향을 미치지만, 일반적으로 그 출발선은 신체적인 쪽이 더 많다. 어떤 쪽이 먼저인지에 대한 최신 트렌드는 신체적인 쪽이 대세다.

디스크 환자들의 90% 정도가 우울증을 가지고 있다고 한다. 물론 경중의 차이는 있을 것이다. 근골격계 기능 이상은 디스크뿐 아니라 여러 가지 원인으로 나타날 텐데 유독 디스크 환자들에게 합병증처럼 우울증이 같이 온다. 왜 그럴까? 그것은 인체의 중심인 허리의 기능 이상으로 제한되는 운동 영역이 몸의 어느 한 부분이 아니라 전신이기 때문이다. 운동을 싫어해서 활동량이 극히 적은 사람이라 해도 일상생활 전반에 불편함을 가져다주는 디스크 질환으로 받는 스트레스가 우울증까지 유발하는 것이다. 우리의 몸 상태가 정신적인 부분에까지 전이되는 것을 보여주는 단적인 예라고 할 수 있다.

형제들의 고집이
몸을 망친다

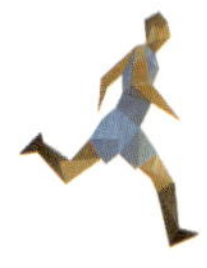

앞에서 테스토스테론 분비에 따른 신체적 변화가 심리 상태에 영향을 미친다는 것을 알았다. 이제 사십대 형제들에게 나타나는 전형적인 모습 가운데 하나인 '완고함'이 어떻게 완성되어 가는지를 살펴보자.

어린 아이들은 마냥 순수하다. 그 순수함 때문에 이기적이고 고집도 세다. 자신이 원하는 장난감이나 과자를 손에 쥐여주지 않을 때 울며불며 떼쓰는 아이들의 모습을 보면 본연의 순수함이 고집과 얼마나 일맥상통하는지 알 수 있다.

어린 아이들의 확고부동한 고집이 순수함에서 비롯한다면, 사십대에 완성되는 완고함이라는 고집은 살아온 경험에서 비롯한다. 사십대는 정체성에 대한 제2의 혼란기가 시작되는 변화의 시기임에도 불구하고 확고부동한 자신만의 생각에서 벗어나려고 하지 않는 모순을 동시에 가지고 있다. 사십 년이라는 적지 않은 세월을 살아오면서 공부하고 체험한 자신만의 경험치가 있기 때문이다. 이것은 삶을 바라보는 자신만의 관점인 개성의 완성을 의미하기도 하지만, 한편으로는 변화에 대한 두려움이 시작되는 시기가 다가왔음을 의미하기도 한다.

사십대는 중년中年이라는 말처럼 온전한 젊은이도, 온전한 노인도 아닌 그 중간 어딘가에 위치한 나이이다. 많은 사십대 형제들과 대화를 나누며 느끼는 점은 그들의 의식이 여전히 소년이고 청년이라는 것이다. 현재 2014년을 기준으로 보면 신세대, X세대라는 신조어를 만든 세대가 지금의 사십대들이다. 기성세대들의 가치를 거부하고 '나는 나일 뿐'이라 부르짖었던 세대이다. 이전 세대에서 볼 수 있는 비틀즈나 히피문화가 그러했듯, 한 세대에서 다른 세대로 교체하면서 나타나는 변화의 연장선일 뿐이다. 수천 년 전 고대 수메르인들이 '요새 젊은 것들'이라고 새겨 놓았던 기록에서도 알 수 있듯, 한 세대의 새로움도 시간이 지나면 다음 세대를 바라보는 완고함으로 바뀌는 것이다.

사십대가 되면 지금까지 해오던 것에 새로운 변화를 주거나 온전히 새로운 것을 받아들여야 할 때, 호기심보다는 학습된 경험의 틀로 현상을 바라보려는 성향이 강해진다. 여러 가지 원인이 있겠지만, 일차적인 원인은 육체의 노화가 시작되는 사십대에는 주기적인 신체활동에 대해 자신의 신체능력을 지나치게 과신하거나 혹은 너무 무관심하기 때문이다. 과신이 쌓여 생긴 무관심의 틀은 꽤나 단단하다.

내 몸은 내가 제일 잘 안다는 과신이 어느 세대보다 강하게 나타나는 것이 사십대다. 바빠서 도저히 운동할 시간이 없다는 형제들도 몸이 아프면 어떻게든 시간을 내서 병원을 찾는다. 하지만 건강 문제가 호전되면 다시 과신과 무관심으로 일관한다. 중년 아저씨들의 대책 없는 치기로만 볼 수가 없는 것이, 세계 최장 노동 시간을 자랑하는 나라가 바로 대한민국이기 때문이다. 하지만 분명히 기억해주시라. 사십대의 노화 속도와 회복력은 소년 같은 형제들의 마음을 도저히 따라갈 수가 없다.

선험적인 경험에서 오는 확신은 꽤 굳건하다. 지금의 사십대 남성들은 소년기와 청년기를 거쳐 나름의 방식과 경험으로 신체활동을 해왔다. 그 중 가장 큰 부분을 차지하는 것은 학창시절 친구들이나 군대에서 동기들과 함께 했던 신체활동이다. 앞에서도 얘기했지만, 남성호르몬이 넘치는 시기의 경험이 평생을 지배하기도 한다. 젊음이 솟구치고 호기롭던 그 시절에 대한 노스탤지어가 현재 사십대인 형제들의 신체활동에 영향을 미치는 것이다. 노화가 시작되는 중년 초입에 서 있지만 아직은 소년의 마음을 가진 사십대 남성들의 혼란스러운 정체성만큼이나 그들의 신체활동에 대한 욕구도 의욕과 무기력 사이를 방황하고 있다. 의욕을 낸다고 해도 대개는 자기 경험에 기댈 뿐, 전문가들의 조언을 들으려고 하지 않는다. 아무튼 사춘기 형제들의 모습은 여러모로 사춘기 청소년들과 유사한 점이 많다.

과거 말고,
현재를 보라

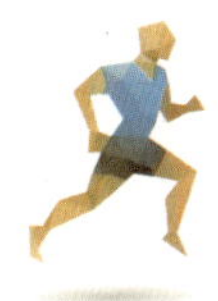

필자의 체육관에 운동하러 오는 사십대 형제들에게 "언제 체력이 가장 좋으셨어요?"라고 종종 묻는다. 고등학교 시절 혹은 군대 시절이라는 대답이 대부분이다. "지금 이 순간이요"라고 외치는 분들은 거의 없다. 이런 사십대 형제들이 그냥 혼자 운동하게 놔두는 것은 상당히 위험하다. 언제까지 운동을 하다가 그만뒀는지는 모르겠지만, 자신의 운동 강도와 패턴을 인식하고 있는 의식의 시계가 체력이 가장 좋았던 시절에 맞춰져 있다는 것은 분명하다. 몸은 그동안 만고풍상을 겪으면서 녹이 슬었을지라도 마음만은 여전히 청춘인 것이다.

헬스클럽에서 나름 꾸준히 관리했다는 형제들, 가끔 조기축구나 접대 골프, 등산 정도의 간헐적 신체활동을 한 형제들, 운동이라고는 군대에서 마지막 유격훈련을 한 이후에 한 번도 해본 적이 없다는 형제들에게 공통점이 하나 있다. 그들은 하나같이 전문가 따위의 소언을 아예 듣지 않거나, 자기가 듣고 싶은 말만 골라서 듣는다는 것이다.

필자에게는 숙부님이 한 분 있다. 젊은 시절에 카투사로 복무하며 미군들에게 태권도 교관을 했을 정도이니 누가 봐도 한 가닥 했던 분이다. 그런 숙부님이 사십대 중반쯤 고막이 파열되는 사고를 당해서 한동안 고생을 하셨다. 글쎄, 이십대 불타는 청춘 시절만 생각하고 주변의 만류에도 불구하고 헬스클럽에서 무리하게 벤치프레스에 열을 올리며 무리하게 힘을 쓰다 당한 사고였다.

그동안 운동을 지도해보면 실제로 가장 잘못된 속설로 무장한 부류가 바로 사십대 형제들과 이십대 아가씨들이다. 속설에 대한 믿음은 거의 신념에 가깝다. 이십대 아가씨들이 절대적으로 믿고 있는 속설의 근원은 아시다시피 각종 매체를 통해 잘못 알려진 정보가 대부분이다. 사십대 형제들의 경우는 조금 다르다. 어떤 매체에서 얻은 정보에 근거를 둔 것이라기보다는 '청춘의 노스탤지어'에서 비롯한 경우가 대부분이다. 내가 이래 뵈도 젊었을 때 어떠했는데, 하는 생각이 지배적인 것이다.

과거는 잊히고 모든 잊어가는 것들에 대한 그리움은 종종 사실과 다르게 미화되곤 한다. 우리들 스스로도 잊히는 것이 안타깝고 두렵기 때문이다. 그런 의미에서 형제들이 아직 청춘이던 밀레니엄을 한 해 앞두고 개봉한 영화 〈주유소 습격사건(1999년)〉을 기억하는가. 주유소 사장으로 분한 배우 박영규의 명대사가 있다. "나도 군대 있을 땐 졸라 빨랐어!" 당시 영화를 보며 깔깔대던 청춘, 지금은 중년이 된 우리들에게 이 말은 다른 의미로 다가오는 것 같다. 군대 있을 때 빠릿빠릿하게 달리던 우리가 횡단보도만 급하게 건너려 해도 어기적대며 어색하게 뛰는 것은 노력에 따라 개선하고 늦출 수는 있어도 막을 수는 없다.

헬스클럽에서 이른바 '갑바운동'으로 나름 관리 좀 하셨다는 형제들에게 좀더 전문적인 조언을 해드리려고 하면, 자신이 지금까지 해왔던 운동의 참호에서 뛰어나와 "돌격 앞으로!" 하기를 완강히 거부하신다.

오랫동안 운동을 안 하다가 이제 관리 좀 하시려고 체육관 문을 막 열고 들어온 형제들은 전문가의 조언보다는 학교 다닐 때 혹은 군대에서 들었던 근거 없는 속설의 둥지에서 벗어나길 거부하신다. 앞에서도 얘기했지만, 과거의 경험이나 기억이라는 것이 현실에서는 종종 사실보다 미화되곤 한다. 요새 유행하는 10년 전, 20년 전을 무대로 하는 드라마가 트렌드인 것과도 무관하지 않다. 노스탤지어는 아름답지만 현재의 내 몸 상태는 현실이다. 잔을 비워내지 않고는 계속해서 차(茶)를 채울 수 없는 법이다. 조금 더 빠른 개선을 원한다면 추억은 간직하시되 거친 벌판을 내달리던 표범 같던 청춘의 추억 속 운동능력은 되돌아가야 할 목표로만 남겨두자. 제발 냉정을 되찾고, 현재의 기준선에서는 잠시 열외로 해두자.

운동능력,
살아있다

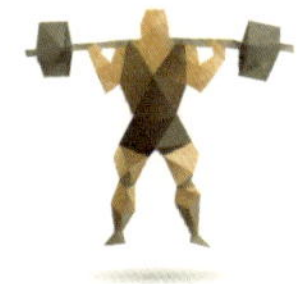

서양 사람들은 논리를 좋아하고 무언가 분석하기를 좋아하는 것 같다. 모든 과정을 열거하고 그것을 토대로 결과를 만들어 내는 이들의 합리성은 호모 사피엔스의 운동능력을 총 10가지로 정의했다. 미국을 세계 최강의 스포츠 강국으로 만드는 데 공헌한 코치인 부르스 에반스, 짐 코레이가 정립한 인간의 10가지 운동능력은 다음과 같다.

① 심폐지구력(Cardiovascular and Respiratory endurance)

② 활력(Stamina)

③ 근력(Strength)

④ 유연성(Flexibility)

⑤ 파워(Power)

⑥ 스피드(Speed)

⑦ 협응력(Coordination)

⑧ 민첩성(Agility)

⑨ 균형감각(Balance)

⑩ 정확성(Accuracy)

총 10가지로 구성된 인체의 운동능력은 유기적 운동능력과 신경적 운동능력 크게 두 가지로 분류된다. 1~5번(심폐지구력, 활력, 근력, 유연성, 파워)까지를 유기적 운동능력으로 분류하고, 총체적인 결과는 파워의 출력으로 본다. 6~10번(스피드, 협응력, 민첩성, 균형감각, 정확성)까지를 신경적 운동능력으로 분류하고, 총체적인 결과는 스피드의 출력으로 본다. 사람에 따라 차이가 있겠지만 대체로 이삼십 대까지는 유기적 운동능력과 신경적 운동능력의 균형이 잘 유지된다. 사십대에 접어들면 10가지 운동능력 항목들의 불씨가 하나씩 잦아들다가 어느 순간 자신도 인지하지 못하는 사이에 꺼져간다. 비교적 유기적 운동능력보다 신경적 운동능력이 노화에 빨리 노출된다. 종종 젊은이 못지않은 몸짱 할아버지나 칠팔십 대 노인이 마라톤을 완주한 기사가 신문에 실리는데, 이 할아버지들이 전설의 노인이 될 수 있었던 것은 유기적 운동능력을 잘 유지한 결과이다. 뒤집어 이야기하면, 유기적 운동능력은 어떻게 관리하느냐에 따라 노인이 되어서도 일정 기량 이상을 유지할 수 있다는 말이다.

그런데 신경적 운동능력은 이야기가 조금 달라진다. 관리 여하에 따라 꽤 오랫동안 지속이 가능한 유기적 운동능력에 비해 신경적 운동능력은 의지와 관계없이 사라져버린다. 복싱이나 종합격투기 시합에서 최강의 챔피언으로 수년간 권좌에 앉아 있던 선수가 어느 날 충격적으로 패배를 맛본 후 재기에 성공하지 못하고 은퇴하는 경우를 종종 볼 수 있다. 엎치락뒤치락하며 타이틀을 내주었다 되찾았다 하는 스토리가 아니라 그야말로 난공불락의 기량을 가진 챔피언이었다면, 그 선수의 은퇴 시기와 신경적 운동능력의 감퇴는 아마도 정확하게 맞아떨어질 것이다.

상대선수의 공격을 파악하고 반응해야 하는 격투기 선수가 과연 운동을 하지 않아서 신경이 둔해진 것일까? 비단 격투 종목 선수들뿐 아니라, 선수 생명이 짧은 운동 종목들을 열거하다 보면 대체로 신경적 운동능력이 중요한 종목이라는 공통점을 찾을 수 있을 것이다. 일반적으로 이런 시기가 언제쯤 찾아오느냐가 궁금하겠지만 그냥 복불복이라고 생각하시면 좋겠다. 훈련을 통해서 어느 정도 유지할 수는 있겠지만, 운동을 별로 하지 않았던 젊은 시절을 따라잡거나 넘어설 수는 없다. 조금은 슬픈 이야기이지만 순수한 노화의 과정에서 일어나는 자연스러운 신체 변화이니 받아들이지 않을 도리가 없다. 하지만 이 사실이 앞으로 사십대 형제들이 어떻게 운동을 해야 할지에 대해 방향을 제시해주는 힌트인 것은 분명하다.

학교공부를 예로 들어 설명해보겠다. 응용과목과 암기과목을 골고루 잘하는 경우와 한쪽만 집중적으로 잘하는 경우가 있다고 가정해 보자.(둘 다 못하는 경우는 예외로 두자.) 자신에게 부족한 부분을 보강하면서 공부하는 것이 성적 향상에 효율적이라는 사실을 알지만, 막상 공부해보면 일반적인 상식보다는 본능적으로 자신의 성향을 더 따라가게 된다.

운동도 마찬가지이다. 칠팔십 대 노인이라고 해도 어떻게 노력하고 관리하느냐에 따라 젊은이 못지않은 기량을 발휘할 수 있는 운동능력이라면, 무조건 꾸준히 해볼 가치가 있다는 말이다. 밑져야 본전이니 기본 바탕으로 깔고 가는 것이다.

노화의 신호인 신경적 운동능력 감퇴에 대해서는 자칫 이 글을 읽고 "어차피 나이 먹으면 안 되는 것 아닌가?"라며 일찌감치 포기해버릴 수 있다. 하지만 알고 보면 노화와 관계없이 조금만 방심해도 바닥까지 떨어지는 운동능력이 유기적 운동능력인 유연성이다.(금방 바닥까지 떨어지지만 관심을 갖고 노력하면 금방 회복되는 운동능력이기도 하다.) 서양인 코치의 관점에서 운동능력을 열 가지 항목으로 분류하긴 했지만, 어디까지나 항목 자체를 분류해 놓은 것일 뿐이다. 사람의 몸은 기계가 아니라서 항목 별로 선을 명확하게 그을 수가 없다. 운동을 수행하는 데 필요한 각각의 능력은 서로 영향을 주고받으며 하나의 퍼포먼스로 표출된다. 나중에 다시 언급하겠지만,

근력을 키우기 위한 운동 방법에도 무수히 많은 신경적 운동능력이 동원된다. 반대로 대표적인 신경계 운동인 단거리 달리기나 제자리 높이뛰기 같은 운동은 근력과 근육량을 폭발적으로 증가시킨다. 결국 분류는 되어 있지만 항목별로, 개별적으로 구현되고 발전하는 것이 결코 아니라는 말이다.

"Body is one piece"

우리의 몸은 한 덩어리이다. 형제들은 이 말을 명심하길 바란다. 아침에 면도하다가 얼굴을 살짝만 베어도 하루 종일 신경이 쓰이는 것은 우리의 몸이 한 덩어리이고, 육체와 의식이 서로 영향을 미치기 때문이다. 육체와 의식은 체인처럼 연결되어 있기 때문에 하나가 좋아지면 나머지도 연쇄적으로 좋아질 가능성이 크다.

운동에 대해
잘못 알고 있는 속설들

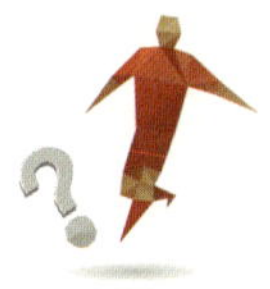

과거 훈련소 시절을 돌이켜보면, 전국 각지에서 모여든 일면식도 없는 장정들이 입소 첫날에는 어색하기만 하지만 몇 주간의 빡센 기초 군사훈련을 받고 나면 세상에 둘도 없는 친구가 된다. 그래서 각자 자대 배치를 받고 떠날 때면 뜨거운 눈물을 흘리며 아쉬워한다. 일명 전우애라는 것인데, 이런 전우애는 훈련소에만 있는 것이 아니다.

남자는 나이를 먹고 사회적 위치가 높아지고 노화가 진행될수록 고집이 강해진다. 좀처럼 다른 사람의 말을 들으려고 하지 않는다. 가정에서 아내와 아이들의 말은 물론이고, 직장에서 부하직원의 의견이나 충언도 들으려고 하지 않는다. 그런 그들에게도 '혹'하는 정보가 있으니, 바로 같은 나이 대의 동료들 말이다. 비슷한 나이에 비슷한 인생코스를 거쳐 비슷한 환경에 처해 있는 다른 형제들과의 대화 속에서 싹트는 전우애라고나 할까. 다시 훈련소 시절을 돌이켜 보면, 소대 내무반에서 동기들과 얼마나 많은 군대 생활에 관한 속설에 대해 이야기했던가. 아직 군 생활을 제대로 시작해보지도 않고 말이다.

다른 분야도 마찬가지지만, 특히 신체활동에 대한 조언에 대해선 "자네도 내 나이 돼봐!"라는 한마디로 1차 방어선을 구축한 후, 비슷한 연배의 동료들과 "아무렴 그렇지, 그렇고말고!"를 연발한다. 문제는 이런 공감대는 사십대 형제들이 인생을 살아나가는 데 정서적인 안정감을 줄지는 모르겠지만, 운동을 시작하기 전에 정확한 출발선을 긋는 데 필요한 데이터 파악에는 별 도움이 되지 않는다. 그냥 장님 둘이 앞서거니 뒤서거니 하며 진흙탕으로 걸어 들어가는 것과 같다는 말이다.

동년배들과 주고받는 잘못된 속설들의 대표적인 예를 몇 가지 들어 진실을 파헤쳐볼 테니 일단 들어보시라. 판단은 형제들의 몫이다.

운동은 운동으로 풀어야 한다?

오랫동안 정설로 오해받고 있는 가장 대표적인 속설이지만, 아니다! 운동으로 생긴 피로감이나 근육통은 일차적으로 휴식과 영양으로 풀어야 한다. 우리 몸은 운동을 하는 순간 발전하는 것이 아니라, 운동을 끝내고 휴식을 취하는 동안 회복이라는 대사 작용을 통해 발전한다. 가벼운 몸 풀기 정도라면 모를까 비슷한 강도의 운동으로 이전 운동의 피로나 근육통을 회복한다는 것은 일로 생긴 스트레스를 일로 풀고, 숙취를 술로 풀겠다는 말과 같다.

운동 전후 스트레칭은 필수다?

스트레칭은 관절의 가동성可動性을 늘려주는 운동으로 일종의 유연성 운동이라고 할 수 있다. 부상 방지를 위한 준비운동으로 스트레칭을 하는 분들이 많은데, 간혹 원래 좋지 않았던 부위가 무리한 스트레칭으로 악화되는 경우를 본다. 따라서 스트레칭은 가동 범위를 늘려주는 쪽보다는 운동을 시작하기 전에 무뎌진 관절의 감각을 회복한다는 개념으로 접근하는 것이 올바른 태도다. 부상을 방지하는 차원이라면 유연성 운동보다는 마사지처럼 근육의 긴장을 이완시켜주는 방법이 훨씬 유용하다.

관절이 안 좋으니 간단하게 유산소운동만 하면 된다?

사십대에 접어들어 관절이 안 좋아졌다는 형제들이 많다. 관절이 안 좋아지는 데에는 여러 가지 원인이 있겠지만 유전적인 요인으로 발병한 경우를 제외한다면 대개는 과하게 사용하지 않았거나, 과하게 사용했거나 둘 중에 하나다. 아마 이 책을 읽고 계신 형제들 중 태반은 과하게 사용하지 않아서 관절이 좋지 않으리라 사료된다. 인간의 관절은 기계와 같아서 적당하게 사용하며 기름칠을 하지 않으면 녹이 슬게 마련이다. 현재 상태가 좋지 않다는 평계로 관절을 사용하지 않는 방향으로 회피한다면 관절은 더욱 녹슬게 된다.

아울러 유산소운동 하면 바로 생각나는 대표주자가 바로 러닝머신이다. 러닝머신에서 걷거나 뛰는 운동은 관절에 무리를 주는 것을 넘어 구조적으로 관절에 충격을 줄 수도 있다.

나잇살, 과연 존재하는가?

결론부터 말하자면, 나잇살은 존재한다. 나잇살이 찌는 이유는 성장호르몬의 감소 때문이다. 2차 성징 때 폭발적으로 분비되는 성장호르몬은 단순히 성적인 성숙함에만 관여하는 호르몬이 아니다. 피부, 두발, 손발톱 등 계속해서 자라나는 모든 신체 부위에 관여하는 호르몬이다. 또 성장호르몬은 신체의 기본적인 대사율과도 밀접한 관계가 있다. 평생 동인 분비되지만 나이를 먹을수록 감소하기 때문에 나이를 먹을수록 대사율도 떨어지게 되어 있다. 대사율이 떨어진다는 것은 지방이 신체활동으로 에너지화되는 단계에 도달하기까지의 효율성이 떨어진다는 이야기이다. 한마디로 아무리 격렬하게 움직여도 몸이 이삼십 대만큼 에너지를 불태우지 못한다는 말이다. 가끔 방송에서 연예인들의 데뷔 시절 영상을 보게 되는데, 나이에 비해 몸 관리를 잘한 연예인이라고 해도 데뷔 초기의 늘씬한 호리호리함과 차이가 있는 것은 바로 성장호르몬, 나잇살과 관련이 있는 것이다.

근력운동은 꼭 해야 하는가?

두말하면 잔소리다. 유산소 운동에 대한 막연한 믿음과 무관하지 않은 속설인데, '반드시'라고 해도 좋을 만큼 근력운동에 매진하길 바란다. 근력운동은 투자로 치면 투자원금이 보장되는 자산관리계좌(CMA)나 복리이자 예금 같은 운동이다. 모든 운동의 가장 기초가 되는 반석이라고나 할까. 그동안 운동을 하지 않아서 몸이 망가진 형제들이 궁금해 하는 "어떤 운동부터 시작해야 할까?"라는 질문에도, 그동안 운동을 통해 꾸준히 몸 관리를 해온 형제들이 궁금해 하는 "어떤 운동을 해야 몸을 줌더 좋은 상태로 발전시키고 오래 유지할 수 있을까?"라는 질문에도 오직 답은 하나다. 시간을 내서 반드시 근력운동을 하시라! 꾸준한 근력운동은 다른 일로 어쩔 수 없이 운동을 쉬게 되었을 때 컨디션과 기량이 떨어지는 것을 최대한 막아주는 방패가 되어준다. 지나친 과장이 아니냐고 묻는다면 필자는 이렇게 말하겠다. "실존하는 유일한 젊음의 샘물은 근력 트레이닝이다."

근육이 지방으로, 지방이 근육으로 변한다?

매우 잘못 알려진 대표적인 속설 중의 하나다. 평범한 사십대 형제들에게 뱃살은 지겹지만 오랫동안 늘 함께해온 친구처럼 일상이 되어버린 존재다. 물론 때때로 이별을 꿈꾸기도 한다. 운동을 시작하겠다고 결심하고 처음 상담을 할 때, 뱃살을 부여잡으며 이놈을 어떻게 좀 해달라고 말씀하시는 형제들이 태반이다. 무조건 러닝머신에서 걷기부터 하려는 형제들을 설득해서 일차 근력운동을 권해드리려고 하면, 뱃살이 전부 근육으로 변해서 절대 안 빠지면 어떡하느냐고 걱정들 하신다. 반대로 꾸준히 운동해온 형제들에게는 주중에 매일 운동을 하는 것보다는 하루 이틀 정도 휴식을 하면서 운동하기를 권해드린다. 그러면 이번에는 애써 만들어 놓은 근육이 살(지방)로 돌아가면 어떡하느냐면서 불안해 하신다.

우리 몸의 근육은 단백질로 구성되어 있다. 그리고 단백질과 지방은 성질이 다르다. 어떻게 다른지 간단한 예를 들어보겠다. 한국인들이 가장 좋아하는 고기 요리는 아무래도 삼겹살이지 싶다. 삼겹살을 굽다 보면 기름이 많이 나오는데 요새는 기름을 한곳으로 흐르게 해서 깔끔하게 고기를 굽는 기능성 불판을 많이 쓴다. 자, 그렇게 모아진 기름에 주목하시길 바란다. 속설대로라면 그 기름(지방)에 열을 가하고 흔들면(운동) 살코기(근육)로 변한다는 이야기 이며, 반대로 그 살코기를 오랫동안 상온에 보관하면 기름으로 변 한다는 이야기이다. 이런 광경을 목격하신 형제들이 있다면 필자 에게 제보 부탁드린다. 학계에 새로운 학설을 보고해야 하니까 말 이다.

땀을 쫙 빼야 운동 효과가 좋다?

이제는 조금 식상한 속설이지만, 아직도 몸에서 땀이 나야 운동한 것 같다고 여기는 형제들이 꽤 많다. 이런 분들은 적당한 양의 운 동이 끝난 후에도 러닝머신에서 장시간 걷는다. "왜?"라고 물으면 "땀을 빼기 위해서"라고 대답하신다. 왜 땀을 빼느냐고 되물으면 "그래야 기름(지방)이 쫙 빠지지"라는 대답을 하신다. 아예 틀린 말 은 아니지만, 몸에서 흐르는 땀을 지방에너지 연소의 척도로 생각 하신다면 그건 잘못된 것이다.

우리가 땀을 흘리는 현상은 강아지가 혓바닥을 내밀고 헥헥거리 는 것에 비유할 수 있다. 강아지가 혀를 내밀고 헥헥거리는 것을 보며 '강아지의 지방이 에너지로 쓰이고 있군'이라고 생각하는 사람은 아무도 없을 것이다. 땀을 흘린다는 것은 높아진 체온을 식히기 위해 수분을 몸 밖으로 내보내는 그 이상도 이하도 아니다. 꼭 땀이 나야 운동이 되는 것은 아니다. 그렇게 땀 흘리고 난 뒤 시원한 생수 한 잔으로 수분을 보충하면 체중은 원래대로 돌아간다. 제발 의미 없이 땀 빼지 마시길!

운동 중에 마신 물은 살로 간다?

운동 중 절대 물을 마시지 않는 형제들이 있다. 운동에 대한 잘못된 속설 중의 하나가 바로 운동 중에 물을 마시면 안 된다는 것이다. 대체 이 속설은 어디에서 비롯한 것일까? 구전가요처럼 누가 만들었는지, 어디에 근거한 이야기인지도 분명하지 않은데 형님이 동생에게 친구가 친구에게 전해서 널리 퍼진, 마치 행운의 편지 같은 이 속설 역시 전혀 맞지 않는 이야기이다.

물을 마시지 않는 이유도 꽤 다양하다. 운동 중(혹은 후)에 물을 마시면 물이 살로 간다든지, 체력이 금방 떨어진다든지, 물을 마시고 배가 나온 상태로 운동하면 나온 배가 단단하게 근육으로 굳어져 버린다든지 등등. 기상천외한 이 속설에 필자는 이렇게 대답하고 싶다. 운동하다가 물을 마시고 살이 찐 사람이 있다면 역시 제보 부탁드린다. 학계에 보고해야 하니까 말이다. 운동 중 혹은 운동 후에 적당량의 수분을 보충해주는 것은, 70%가 수분으로 이루어진 우리 몸에는 너무나 당연한 일이니 겁내지 말고 물 마셔가며 운동하시길 바란다.

사십대,
나는 지금이 최고다

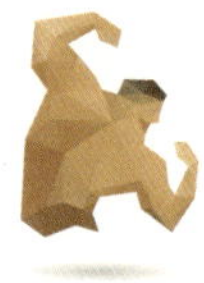

한 개그맨의 유행어 중에 인상적인 말이 있어 소개한다.

"늦었다고 생각했을 때는 이미 늦은 것이다."

웃자고 한 이야기일 수도 있겠지만 이 말을 유행시킨 개그맨이 사십대라는 것을 생각해보면, 그냥 웃고 지나치기에는 말 속에 생각해 볼 만한 화두가 있다. 필자가 생각하는 사십대는 남성으로서의 매력이 최고조에 달한 나이다. 원숙함 속에 소년과 같은 불완전함이 있고, 굳은 신념 속에서 소녀처럼 방황하는 모순이 공존하는 나이다. 이러한 양면성이 공존하기에 드라마틱하고 매력적인 나이라고 생각한다.

우리 스스로 우리의 정체성을 중년의 배 나온 아저씨로 정의 내린다면 그렇게 늙어갈 수밖에 없다. 만일 우리와 같은 사십대를 보내고 있지만 약간은 다른 사례를 본다면, 생각이 조금은 달라질 수도 있지 않을까? 반복되는 일상과 과중한 일에 치여 우리 자신을 희생하는 것에 익숙해져서는 안 된다. 희생하는 것과 열심히 사는 것은 별개의 문제니까. 특히나 정신적, 육체적, 성적으로 제2의 방황기에 직면해 있거나 현재 그 중심을 통과하고 있는 형제들이 '다시 일어서기에 너무 늦은 것인가'라고 생각한다면 성급한 결론이다. 형제들이여, 포기는 이르다. 우리는 얼마든지 다시 일어설 수 있다!

뜬금없을 수도 있겠지만, 이미지와 대중의 인기를 먹고 사는 연예인들 이야기를 잠시 해보자. 현재 대한민국 영화계에서 가장 매력적인 남자 배우들의 연령층을 보자면 사십대가 단연 압도적이다. 이들이 표현하는 연기 스펙트럼이 무척 넓고 다양하다. 연기로 표현할 수 있는 모습이 다양하다는 것은 바로 그 배우에게 매력이 있다는 말이다. 순박한 부드러움에서 강한 마초의 모습까지 그야말로 대한민국 영화계 남자 배우들은 사십대의 정점을 보여준다. 그렇게 TV나 스크린을 통해 비춰지는 사십대 남자 배우들의 모습을 보고 있노라면 '과연 저들이 우리와 같은 세대인가' 하는 괴리감이 생길 수도 있다.

물론 대중들에게 어필하는 이미지로 먹고 사는 배우들을 평범한 우리들과 비교한다는 것은 말도 안 된다며 공감하지 못하는 형제들도 있으리라 생각한다. 그러나 뒤집어 생각해보면 그들이 연기하는 캐릭터 속에 우리 모두가 가지고 있는 평범하고 일상적인 모습이 들어 있기에 공감대가 형성되는 것 아닐까? 배우 이전에 한 인간으로서의 모습을 연기로 투영해내지 못한다면 우리 역시 격리된 시선으로 그들의 연기를 바라볼 수밖에 없다.

직업적으로 화려한 스포트라이트를 받는 배우가 아니라도 우리 역시 일상의 수많은 인간관계 속에서 자신의 삶을 충실히 살아가고 있다. 남들의 주목을 받지 않는다고 해서 나이 먹어가면서 자신의 변화된 모습을 그저 인정하고 순응하는 것은 어떤 의미에서는 자신을 방치하는 것이다. 스크린이 아닌 현실의 삶 속에서 우리 사십대 형제들도 배우들처럼 얼마든지 매력적일 수 있다. 지금 당장은 아니라도 자신이 충분히 매력적일 수 있다는 것을 자각하느냐 망각하느냐에 따라 적어도 우리의 겉모습이 조카와 삼촌의 차이만큼이나 달라질 수 있다는 점을 기억하자.

여기까지 오느라 우리 형제들, 고생이 많았다. 사십대 형제들 대부분은 살아오면서 자신이 체득한 경험과 생각의 틀에서 벗어나지 않으려는 경향이 있다. 합리적으로 납득하거나 스스로 공감하지 않으면 한 발자국도 움직이려 들지 않은 채, 자신이 쌓은 견고한 성벽 속에서 지내고 싶어 한다. 하지만 형제들에겐 살아온 세월과 경험이 빚어낸 현명한 지혜가 있으니 새로운 것에 도전하기를 두려워하지 말자. 이제 소심함에서 벗어나 더 당당해져야 한다.

뭔가 새롭게 선택하고 시작하기를 두려워하는 형제들에게 필자는 솔개 이야기를 종종 들려준다. 사람으로 치자면 중년이 된 솔개는 스스로 부리와 발톱, 깃털을 뽑아내는 고통을 감내하고 얻은 새 부리와 발톱, 깃털로 남은 반생을 새롭게 살아간다고 한다. 그냥 세월에 묻혀 늙어갈 것인가, 아니면 솔개처럼 스스로 부리와 발톱을 뽑아내고 새로운 몸으로 다시 멋지게 창공으로 날아오를 것인가?

사십대는 포기할 때가 아니다. 아직은 선택할 때다. 필자가 형제들에게 해주고 싶은 말은 딱 하나! "형제들이여, 당당하게 일어나라. 지금 일어서도 늦지 않았다!"

사십대, 우리들의 자화상

나는 아직 30대라고 안심하는가? 동생들, 금방 마흔 된다! 내 나이가 몇인데……, 한 걸음 물러서며 이미 오학년이 되었으니 너무 늦었다고 생각하시는가? 형님들, 아직 늦지 않았다! 지금부터 제대로 운동하면서 몸 관리를 시작한다면 말이다. 그렇다. 이 책은 사십대를 위한 책이지만, 삼십대 후반의 동생들부터 오십대 초반의 형님들까지를 위한 책이기도 하다. 신체나이라는 게 사람마다 다르고, 노화를 스스로 체감하는 시기도 개인차가 있으니 말이다.

주변을 보면 꾸준히 운동을 해온 형제들보다는 운동 같은 건 생각할 겨를도 없이 지금 이순간도 숨 가쁘게 격무에 시달리는 형제들이 압도적으로 많은 것 같다. 직장은 직장대로, 가정은 가정대로 더 많은 일과 책임을 요구하는 나이가 사십대이다. 그래서 대부분의 형제들이 새해가 되면 올해는 꼭 운동을 시작하겠다고 다짐하지만 어디 마음만큼 몸이 움직여주는가?

이 책을 쓰는 동안 사십대 형제들을 많이 만났다. 그 중에서 몇 분의 이야기를 옮긴다. 나이도 다르고, 하는 일도 다르지만 이분들의 이야기가 바로 필자의 이야기이다. 또한 지금 이 책을 읽고 있는 형제들의 이야기이기도 할 것이다.

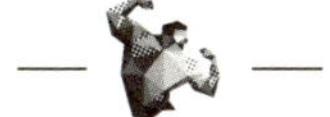

박성환 51세, 회사원, 1남 2녀를 둔 가장

걷는 것을 좋아해서 시간에 쫓기는 출근길에는 버스나 지하철을 이용했지만 퇴근길은 주로 걸어 다녔다. 봄에는 꽃향기를 맡으며, 여름엔 매미소리를 들으며, 가을엔 낙엽을 밟으며, 겨울엔 눈을 맞으며 걸었다. 그런데 언제부턴가 걸어서 퇴근하면 다음날 피곤이 몰려와 일하다 조는 것이다. 예전엔 쉽게 하던 일들이 점점 힘에 부치는 걸 느낄 때 '나도 이제 나이 드는구나!'라고 절감했다.

거기다 작년에 건강검진을 했는데 고지혈증이라는 진단이 나왔다. 처음엔 내 귀를 의심했다. 강골은 아니지만 잔병 없고 건강한 편이었다. 술을 즐기지도 않고, 금연한 지 10년이 넘었으며, 식사도 담백하게 규칙적으로 하는 편인데 고지혈증이라니. 다행히 의사는 나이 들면 발병할 수도 있고, 심각하진 않으니 약으로 조절할 수 있다고 했다. 내 상식으론 고지혈증이 생길 이유가 없는데, "나이 들면……"이라는 말이 귓가를 맴돌았다. 납득할 수 없는 질병을 약까지 먹으며 관리해야 하나, 걱정보다 비참한 기분이 앞섰다. 뭐든 과하지만 않으면 건강에 이상은 없겠거니 살아왔는데 아니었다. 그제야 운동을 해야겠다는 생각이 들었다.

　지병이라고 부르기도 민망한 고지혈증을 관리하려고 운동을 시작했기 때문에 욕심은 일단 접고 주로 러닝머신 위에서 달렸다. 그런데 정말 지루하고 재미없어 자주 거르게 되었다. 그 즈음, TV에서 나이 들수록 근육운동이 필수라고 해서 용기를 내어 웨이트트레이닝을 시작했다. 처음에는 의욕이 앞서다 보니 무리해서 근육통으로 고생도 했다. 지금은 내게 적당한 정도의 감이 생겼다.

　1년쯤 지난 지금 몸에 힘도 제법 붙었고, 무엇보다 고지혈증이 많이 좋아졌다. 걷기는 여전히 좋아해서 자주 걷는데, 러닝머신 위에서 마냥 걸을 때보다 근육운동을 하고 나서 집까지 걸으면 훨씬 더 상쾌한 것 같다. 점심 후엔 소화도 시킬 겸 계단을 이용하는데, 하루는 나보다 한 살 어린 동료가 함께 도전했다가 병이 날 뻔했다. 나름 꾸준히 운동해온 효과를 제대로 확인한 셈이다.

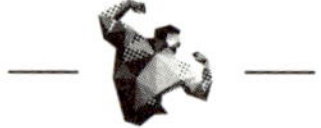

박준만 43세, 자영업자, 2녀를 둔 가장

—

대학 때 등산동아리에서 활동했나. 산에 오르는 것도 좋았고, 머리도 맑아지고 뭔가 삶의 에너지를 얻는 것 같아서 등산을 즐겼다. 우연히 자전거로 산에 오르는 사람들을 봤는데, 그냥 등산복 차림으로 산에 오르는 것보다 헬멧, 고글을 쓰고 산악자전거를 타는 것이 훨씬 더 멋져보였다. 그날을 계기로 지금은 산악바이크 마니아가 됐다.

산악바이크는 단순히 자전거만 잘 탄다고 즐길 수 있는 스포츠가 아니다. 오프로드가 주는 거친 맛이 일품인데, 그걸 제대로 느끼려면 보조 운동이 필요했다. 처음엔 심폐기능만 좋으면 되겠거니 생각했는데, 근력이 아주 중요했다. 산악바이크를 제대로 즐기기 위해 웨이트트레이닝을 시작했고, 하체 근력이 더 튼튼해지자 좀더 파워풀하고 정교한 주행을 할 수 있게 되었다. 웨이트트레이닝으로 몸매도 탄탄해지고 산악바이크 주행에도 도움이 되니 그야말로 멋과 맛을 동시에 챙길 수 있었다.

나는 키가 작은 편인 데다 뭐든지 가리지 않고 잘 먹는 내 식욕으로 봐서는, 운동을 하지 않았다면 정말 볼품없는 몸이 되었을 것이다. 키 큰 친구들은 뭘 해도 훤칠한데, 나는 열심히 노력해서 가꾸지 않으면 안 되겠다는 생각에 늘 신경을 썼던 것 같다. 덕분에 꾸준히 운동을 했고, 규칙적인 운동이 내 생활패턴도 건전하게 해준 것 같다. 지금도 주중에는 4회 이상 헬스장에서 운동하고, 주말에는 교외로 나가 산악바이크를 즐긴다.

자영업을 하다 보니 스스로 규칙적으로 생활하려고 노력해야 건강도 챙길 수 있고, 일도 열심히 할 수 있다. 한 살 아래의 남동생이 있는데 이 녀석은 운동과는 담 쌓고 지내니까 늘 만성피로에 시달린다. 난 지금껏 만성피로가 뭔지 모르고 살고 있다. 사십대지만 젊어서부터 운동을 꾸준히 해서인지 이삼십 대 시절에 비해 몸이 예전 같지 않다는 건 솔직히 별로 못 느낀다. 감사하게 생각한다.

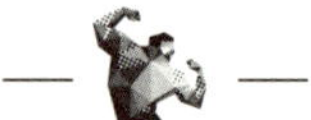

정규남 40세, 성악가, 결혼 1년차

—

사람들은 노래를 직업으로 하는 사람이 무슨 대단한 체력이 필요하다고 그렇게 운동을 하냐고 한다. 모르는 소리다. 성악가는 자신의 몸이 악기다. 무대에서 노래하는 걸 우리끼리는 '연주한다'라고 표현한다. 연주를 마친 악기는 조율하고 청소하고 이런저런 관리를 해줘야 수명이 오래가듯이, 몸으로 연주하는 우리도 몸 관리가 필수다. 체력과 근력이 소리에 직접적인 영향을 준다고는 생각하지 않지만, 무대에서 열정과 체력을 쏟아내는 직업이기에 공연을 마치고 나면 몹시 지친다. 특히 오페라 공연은 감동을 만들어내기 위해 자기 자신을 불태우는 행위이다. 예술을 표현하는 데는 스태미나가 반드시 필요하다. 적어도 한 회 공연하고 기력이 달려서 다음 공연 때 힘든 몸으로 무대에 오르는 것은 관객에 대한 예의가 아니다. 그런 점에서 운동은 내게 아주 훌륭한 부스터이다.

고교시절부터 형제처럼 지낸 친구들이 모두 운동을 좋아해서 자연스럽게 운동을 하면서 어울렸다. 그 시절 우리들의 우상은 울퉁불퉁한 근육을 자랑하던 아놀드 슈워제네거였다. 그처럼 크고 강해지고 싶었다. 마흔이 된 지금도 그런 로망이 있다. 직업 특성상 규칙적인 생활이 어려워 정기적으로 운동하기는 힘들지만, 운동의 '맛'은 잘 알기에 시간이 날 때는 꼭 챙겨서 하려고 노력한다. 그런 점에서 웨이트트레이닝은 운동법이 간단하고, 집 근처에서 할 수 있어서 좋다. 또 짧은 시간 운동해도 만족도가 꽤 크다.

공연 일정이 바빠서 피로와 스트레스가 쌓여갈 때, 무엇보다 운동 생각이 절실해진다. 사람들은 대개 피곤하면 그냥 잘 먹고 쉬는 게 좋은 줄 알지만, 나는 적당한 운동을 해야 피로도 더 빨리 잘 풀린다는 걸 경험으로 안다. 뿐만 아니라 운동을 하는 시간은 생각을 정리하는 나만의 시간이라는 점에서 정신 건강에도 도움이 되는 것 같다. 거의 종일 가사를 붙인 노래를 부르는 게 업이다 보니 혼자 운동하는 시간은 생각을 정리하거나 혹은 아무 생각 없이 있을 수 있는 유일한 시간이다. 그래서 운동 자체도 좋지만, 운동하는 그 시간을 퍽 즐기는 편이다.

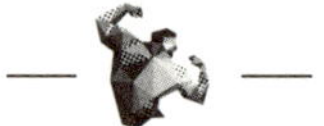

조광철 38세, 회사원, 2남을 둔 가장

제약회사에 근무하는 나는 직업상 내 의지와 무관한 술자리가 많다. 몸이 점점 예전 같지 않아 술 마신 다음날의 숙취가 점점 길어진다 거나, 음주 후 피곤한 몸으로 잠자리에 들었는데도 잠이 오지 않는 경우가 종종 있다. 몇 년 전까지만 해도 전혀 경험해보지 못한 일이 다. 피곤하고 머리도 멍한데 잠이 오지 않으면, 몸이 예전 같지 않구 나 정도가 아니라 공포감마저 든다. 그뿐이 아니다. 대학 때 테니스 동아리에서 꽤 날릴 정도로 순발력만큼은 자신 있는 나였다. 하루는 얼마 남지 않은 횡단보도 신호에 냅다 뛰는데, '어라, 이게 아닌데' 싶게 어기적대는 것이다. 뛰는 건지 걷는 건지 몸이 내 마음처럼 움 직여주지 않았다. 어기적어기적 횡단보도를 건너면서 '나, 정말 나이 들었구나!' 싶었다. 그래도 아직은 삼십대인데 말이다.

그런 데다 작년 정기 건강검진 때 지방간 진단을 받았다. 지방간 은 살찐 사람들에게나 생기는 병인 줄 알았다. 나는 지금껏 살쪘단 소리 들어보는 게 소원일 정도로 마른 편이라 믿기 힘들었다. 게다 가 삼십대에 지방간이라니, 당혹스럽고 무서웠다. 직업상 자주 술을 마시지만 내 간이 충분히 잘 버틴다고 생각했는데 그게 아니었다.

지방간을 다스리려면 금주해야 하는데 직업상 그럴 수도 없었다.

혼자 끙끙대던 내게 아내가 운동을 권했다. 처음엔 러닝머신에서 유산소 운동만 했다. 달리면서 땀을 내면 건강해지는 느낌도 들었고, 테니스를 했던 전력이 있어 숨차고 땀나는 운동을 좋아하기도 했다. 헬스장에서 웨이트트레이닝을 하는 사람들을 봐도 근육질의 몸짱이 될 것도 아닌지라 별 관심이 없었다. 그러다 동료가 권해준 《남자는 힘이다》를 보고 몸과 운동에 대해 다시 생각하게 됐고, 이어서 《불량헬스》와 《다이어트 진화론》을 읽으며 웨이트트레이닝을 해야겠다고 생각했다.

지금은 오히려 웨이트트레이닝을 주로 하는데, 몸에 힘이 붙는 느낌이 아주 좋다. 무엇보다 운동을 하면서 체중이 늘었다. 깡마르고 까무잡잡하다고 어려서부터 별명이 '개미'였다. 환절기에 감기라도 걸리면 3~4kg이 빠지는 나 같은 사람은 언제나 체중이 늘지 않아서 고민이었다. 지금도 보기에는 마른 편이지만 체중이 늘었고, 웨이트트레이닝을 하면서 그 체중을 잘 유지하고 있다. 일주일에 두 번은 어떻게든 시간을 내서 웨이트트레이닝을 한다. 지방간 진단받았을 때를 생각하면 견디딜 수가 없다. 나이는 들어가는데 체력만 믿고 운동을 소홀히 했다간 한방에 훅 간다는 것을 경험했기 때문이다.

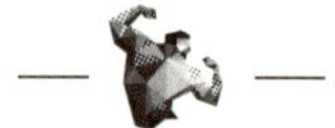

곽대영 41세, 금융업, 1남을 둔 가장

—

운동을 좋아해 학창시절부터 배구, 탁구, 축구 등 가리지 않고 해왔다. 직장생활을 시작하고 결혼을 하니 한동안 운동하기가 힘들었다. 회사생활도 빡빡한 데다 업무 외의 술자리도 많아 따로 시간을 내 운동한다는 게 여의치 않았다. 아이까지 태어나자 나를 위한 시간을 내기가 더 어려웠다. 그러다 6~7년 전부터 내 운동을 챙겨야겠다 마음먹었고, 지금처럼 운동을 위한 일정한 스케줄을 만든 건 4년쯤 됐다. 현재는 주 4회 이상 스쾃트, 데드리프트 등이 포함된 정확한 훈련 프로그램에 따라 운동하는데, 주로 바벨을 가지고 논다.

처음에는 건강을 위해 운동한다는 걸 잊어버리고 들어올리는 무게와 기록에 연연하다 부상을 당하기도 했다. 바벨 운동을 하다 보면 무게 욕심이라는 유혹이 꽤 강렬하다. 부상을 당하고서야 통증을 느낄 때마다 '내가 어리석었구나, 이건 차라리 운동을 안 하느니만 못하다'는 후회를 하곤 했다. 지금은 무엇보다 운동을 즐기려고 노력한다. 운동만큼은 천천히 가는 것이 빨리 가는 것이라는 걸 경험으로 알기 때문이다.

나는 대단한 목표를 두고 운동하는 사람이 아니다. 그저 부상 없이 운동을 즐기고 싶다. 그렇게 얻은 건강으로 일도, 가정도, 사회생활도 잘 꾸리고 싶을 뿐이다.

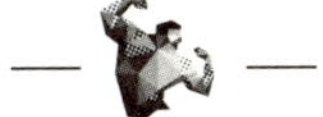

김준용 47세, 음악인, 1녀를 둔 돌싱

공연 무대에서 연주하는 게 직업이지만, 학생들 개인 레슨 하며 지내는 시간이 더 많다. 일반적인 직장인들에 비해 개인 시간이 많은 편이다. 술을 좋아하고 음악 하는 동료들과 어울릴 자리도 많아서 식사 겸 술자리를 즐겼는데 그게 치명타였던 것 같다. 악기를 다루는 일이 남들 눈엔 예술가지만 생각보다 체력 소모가 많다. 40대 초반에 무대에서 갑자기 눈앞이 새까매지면서 쓰러질 뻔했다. 정신이 번쩍 들었다. 건강을 챙겨야겠구나 생각했지만 솔직히 술을 끊을 자신은 없고, 그렇다면 식습관을 바꾸고 운동으로 체력 관리라도 하자 싶었다.

예전엔 굶다가 폭식하고 음주하는 패턴이었다. 지금은 좀 싱겁게 규칙적으로 세 끼 챙겨먹고 헬스장에서 꾸준히 운동한다. 이혼 후 새로 사귄 여자친구가 있는데, 맵고 짠 음식을 질색해서 자주 같이 식사를 하다보니 식습관을 바꾸는 데도 도움이 됐다. 지금의 인연이

연애로 끝날지 결혼으로 이어질지는 모르겠지만, 적어도 만나는 동안에는 좀더 건강하고 밝은 모습을 보여주고 싶다. 한 살이라도 더 젊은 오빠가 되고 싶어 기를 쓰는 건데, 지속적인 운동이 큰 도움이 된다.

처음 운동을 시작할 때는 두서없이 눈에 띄는 대로 다 찝쩍거렸다. 개인지도를 받아보고서야 운동도 기승전결이 있다는 걸 알게 됐다. 지금은 스트레칭, 웨이트트레이닝, 마무리운동까지 꼼꼼하게 챙긴다. 컨디션이 안 좋은 날은 가볍게 운동하면서 조절한다. 되도록 거르지 않으려고 노력하는데, 무엇보다 꾸준히 하는 게 중요한 것 같다. 무슨 운동을 그렇게 열심히 하냐고 핀잔주는 친구들한테 "나도 몸짱 화보 한번 찍어보자"고 응수하는데 그건 농담이고, 지금처럼 꾸준히 운동하면서 운동 후의 청량감을 즐기는 생활을 이어가고 싶다.

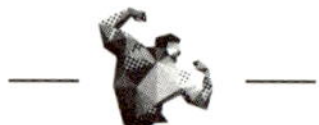

김기두 44세, 그래픽 애니메이터, 2남 1녀를 둔 가장

대한민국에서 앉아서 일하는 직업으로는 둘째가라면 서러울 만큼 '의자에 엉덩이를 꼭 붙이고 있는 사람들'이 애니메이터다. 야근도

밥 먹듯이 하고, 전자파 나오는 컴퓨터 모니터랑 온종일 마주하고 있으니 건강에 좋을 리 없다. 주변에서 동안이라고들 하는데 나이가 나이인 만큼 몸이 예전 같지 않다는 걸 확실히 느낀다.

직업상 사물에 대해 디테일하게 관찰하고 생각하는 것이 습관화되어 있는데, 사십대의 내 모습에 대해서는 그게 안 된다. 기껏해야 큰아이가 스무 살이 되면 내가 몇 살이 되겠구나 싶은 정도에서 얼른 생각을 멈춰버린다. 솔직히 말하면 겁이 나는 거다.

나이에 비해 동안인 편이라 남들은 부러워하지만, 사실 이게 함정이다. 프로젝트 마감에 쫓겨 야근하고 마라톤 회의 하다 보면 처음 일을 시작할 때는 거뜬할 것 같았던 일정에 스스로 짓눌려 헉헉대는 게 느껴진다. 정신적인 스트레스뿐만이 아니라 몸 여기저기서 신호를 보낸다. 그런데 거울을 보면 말짱해 보이고 다행히 아직까지는 딱히 어디가 고장 나거나 한 곳이 없으니 '운동 좀 해야지. 관리 좀 해야지. 건강 좀 챙겨야지'라는 생각만 굴뚝같고 차일피일 미루게 된다. 이러다 한방에 훅 가는 건 아닌지. 일 년에 한 번 있는 정기검진 때마다 검사항목이 느는 걸 보면 솔직히 걱정된다. 올해는 정말 운동 좀 해야겠다. 작년에도 그랬던 것 같은데. 우리 아이들을 생각해서라도 무슨 일이 있어도 더는 미루지 말아야지. 정말 올해는, 진짜, 꼭 시작해야겠다!

2장

行

-

몸을
깨우다

-

불혹의
운동현장

체육관에서 처음 운동을 시작할 때 의욕보다 걱정이 앞서는 부류가 있다. 젊은 여성들과 중년 남성들이다. 여성의 경우, 중년 여성들은 오히려 더 용감하다. 실제로 중년 남성이나 젊은 여성들은 운동 상담 단계에서부터 온갖 걱정을 쏟아내며 시작한다. 걱정하는 내용을 들어보면 복잡다단하지만 두 가지로 요약할 수 있다. 자신감과 의욕 저하!

앞에서도 언급했지만, 신체적 상태는 심리적 상태를 대변한다고 해도 과언이 아니다. 들판을 질주하는 겁 없는 야생마 같던 청춘을 현재 진행형이 아닌 과거형이라고 생각한다면, 그 이유는 누가 봐도 중년 아저씨로 보이는 퍼진 몸 그리고 줄어든 운동능력과 대사율 닷일 것이다. 중년, 특히 중년의 문턱에 서 있는 사십대는 캐내지 않은 금맥 같은 시기이다. 미숙한 이십대와 불완전한 삼십대에 비해 원숙함과 노련함이 완성되어 가는 나이이니 말이다. 노력하기에 따라 심心과 신身이 조화를 이뤄 남성으로서 가장 멋질 수 있는 시기이다. 현재의 불룩 튀어나온 뱃살과 가늘어진 팔다리에 움츠러들 필요가 없다. 스스로를 너무 과소평가 하지 말자. 그런 문제라면 얼마든지 개선할 수 있으니까 말이다.

현재 상태를 인정하라

현재 자신의 상태에 대해 스스로 위축되지 않는 자신감은 변화를 열망하게 하는 원동력이다. 하지만 실제 운동을 할 때는 현실적이고 냉정하게 자신의 현재 상태를 인정하는 것에서부터 출발해야 한다. 어려서부터 신체활동에 소극적이었던 사람이나, 나이 들면서 신체활동의 빈도수가 줄어 지금은 그냥 배 나온 동네 아저씨가 된 사람이나, 중년의 나이에도 절대 스태미나를 과시하며 운동에 열광하는 사람이나 모두 마찬가지다. 의욕을 갖는 것은 좋지만, 각자 자신의 현재 몸 상태에 대해서는 냉정하게 인정하는 것이 매우 중요하다. 의욕은 종종 이성을 마비시키는데, 의욕지수가 급격히 상승할 때를 보면 과거 청춘시절에 대한 추억에서 비롯하는 경우가 많다. 조금만 더 하면 예전으로 되돌아갈 수 있을 것 같기 때문이다. 이럴 때 자주 하는 실수가 운동을 시작한 첫날부터 폭주하며 달리는 것이다. 방학 동안 밀렸던 일기를 하루에 몰아 쓰듯 운동을 하려

든다. 굶고 있다가 급하게 먹은 밥은 체하기 마련이다. 심장은 뜨겁지만 머리는 차갑게! 형제들이 사십대라는 사실만은 쿨하게 인정하자.

변화를 눈으로 확인하라

운동을 막 시작한 당신에게 얼마간 많은 변화가 일어날 것이다. 물론 사십대에만 국한된 것이 아니라 운동을 하면 남녀노소를 불문하고 일어나는 긍정적인 변화다. 이러한 변화는 운동을 시작하고 짧게는 3개월, 길게는 6개월 사이에 가장 격렬하게 일어난다. 이삼십대 젊은 친구들은 운동 자체를 즐기기도 하지만, 근육량을 늘리거나 체중 감량에 목적을 두는 경우가 많다. 이들은 일주일에 운동을 몇 번 할지, 한 세트의 운동량을 얼마나 늘릴지에 대해서는 집중하지만 운동으로 얻은 변화의 가치에는 크게 의미를 두지 않는 것 같다. 그저 숫자로 표시되는 근육량 증가나 체중 감량의 목표를 얼마나 달성했느냐가 중요한 것이다.

하지만 사십대에 접어들어 나름 어렵게 운동을 시작한 형제들에게는 운동으로 얻은 작은 변화조차도 그 의미가 남다르다. 사십대 형제들에게는 단순히 허리 사이즈가 줄어들고 몸에 근육량이 늘어나는 이상의 의미가 있는 것이다. 사십대 중반에 의욕적으로 운동을 시작하면서 체계적으로 식습관도 바꾼 한 회원은 말 그대로 배 나온 중년 아저씨에서 꽃중년 오빠로 탈바꿈을 했다. 이 회원은 부부동반 동창모임에서 등산을 갔는데 힘들어 하는 아내의 배낭까지 짊어지고 정상까지 일등으로 올라간 후 잃었던 자신감을 되찾았다고 했다. 그날 이후 데면데면했던 부부관계도 다시 시작했다며 몹시 기뻐했다. 이것은 매우 중요한 문제다. 나이가 들면서 점점 잃어간다고 느끼던 것을 되찾았을 때의 기쁨은 자신감과 의욕지수를 수직 상승시킨다.

스스로 인지하는 신체의 노화는 "나도 이제 늙었구나. 세월 앞에 장사 없네!"라고 한탄하며 자괴감으로 이어진다. 이러한 자괴감은 우울한 기분에 빠져들게 하고, 우울함은 반드시 신체에 영향을 준다. 자괴감에서 출발한 우울은 남성호르몬 분비를 감소시키고, 이것은 성기능 저하로 이어진다. 남성에게 '성기능'이라는 것은 대단히 민감한 문제다. 노화의 척도라고 봐도 무방할 정도다. 운동을 막 시작했을 때 일어나는 많은 변화 중에서도 가장 눈에 띄는 것은 남성호르몬 증가로 인한 성기능 회복 혹은 강화다. 반가운 일이 아닐 수 없다. 단순하게 운동 자체에 목적을 두는 것은 형제들을 금방 지치게 만들 수 있다. 운동으로 얻은 변화를 확인할 수 있게 이벤트를 마련해 변화를 눈으로 직접 확인하라. 형제들에게 확실한 동기를 부여할 것이다.

근력운동을 반드시 하라

각종 매체에서 중년의 운동을 다루는 방식을 보면 하나같이 무리한 근력운동은 피하라고들 한다. 반은 맞고 반은 틀린 이야기이다. '근력운동 = 무리한 운동'이라는 선입견은 올바른 자세와 체계적이지 못한 운동 프로그램으로 발생하는 부상 때문이다. 근력운동은 나이를 먹을수록 필수적으로 해야 하는 운동이지만 대신 무리하게 하는 것은 피해야 한다. 무리한 근력운동으로 생기는 부상의 폐해는 사십대뿐만 아니라 누구라도 당할 수 있는 인재人災이다.

올바른 근력운동은 잘못된 습관으로 생긴 몸의 불균형을 바로잡아주고, 체계적인 운동 프로그램에 따라 단계적으로 무게를 증량하면 근육량의 손실도 막아준다. 또한, 근력운동은 모든 신체활동의 기초가 되는 운동이므로 근육량이 증가하면 자신이 즐기는 다른 스포츠의 운동능력 향상에도 무조건 도움이 된다.

웨이트 트레이닝의 무게는 운동능력 향상 정도를 수치화해서 확인시켜주는, 단순하지만 확실한 방법이다. 5킬로그램에서 10킬로그램으로, 다시 15킬로그램으로 조금씩이라도 증량되는 무게를 확인하면서 운동하는 것은 심리적 측면에서 자신감을 회복하는 데에도 큰 도움이 된다.

휴식은 또 다른 운동이다

사십대들의 운동은 대개 단발성이고, 시작만 거창했지 용두사미로 끝나는 경우가 많다. 사십대에 시작한 운동을 그저 현상 유지 정도로 생각한다면 잘못된 상식이다. 꾸준히 운동하고 관리하면 이십대 못지않은 몸과 체력을 만들 수 있을 뿐만 아니라 과거 이삼십 대 때보다 기량 면에서도 훨씬 더 좋아질 수 있다. 하지만 무색하게도 많은 사십대 형제들이 시작할 당시의 의욕에 비해 너무 빨리 운동을 포기해버린다. 항상 운동을 처음 시작할 때는 의욕에 넘친다. 말로는 '내 나이가 벌써 몇인데요'라며 손사래를 쳐도 그 말 속에는 이삼십 대 청춘시절로 돌아가고 싶은 욕망이 내재되어 있는 것이다. 인간에게 젊음에 대한 욕망만큼 강한 동기도 없을 것이다.

그런데 젊음을 되찾고 싶은 강력한 동기에도 불구하고 지속성이 떨어지는 이유는 무엇 때문일까? 바로 자신의 회복력에 대한 과신에서 비롯하는 것 같다. 사십대의 운동은 수행능력뿐 아니라 회복력도 저하된 상태로 시작된다. 수행능력의 상승과 그에 따른 처진 뱃살 수습은 노력에 따라 얼마든지 개선될 수 있다. 물론 회복력도 개선될 수는 있다. 하지만 현실은 '심지어' 운동 안 하던 이삼십 대 시절의 회복력을 따라가기도 벅차다.

사십대 형제들이 근육량을 좀 늘려보겠다고 매일같이 헬스클럽에 가서 의욕을 불태우며 운동하는 것은 옳지 않다. 몸 상태가 개선되기는커녕 오히려 피로만 쌓일 것이다. "나이를 먹어서 이젠 안 되는 건가?"라는 성급한 생각 따위는 접어두시라. 장기적인 발전을 생각한다면 몸이 회복할 수 있게 적절한 휴식을 취하는 것이 매우 중요하다. 하루라도 운동을 쉬면 어렵게 결심한 운동 의지가 반감될까봐 겁나는가?

멀리 보고 달리는 자가 지치지 않는다. 마음을 편안하게 먹고 제때 휴식을 취하면서 운동을 계속하는 것이 최선이다. 그래야 장기적인 발전에도 도움이 되고, 의지만으로 운동하는 단계를 넘어 운동 자체를 즐기는 고수의 단계로 넘어갈 수도 있다. 술과 운동의 공통점이 있다. 맛 좋다고 무작정 달리면 쉽게 망가진다는 것. 노동과 운동의 다른 점은 충분한 휴식에 있다.

컨디션 조절이 관건이다

나이가 들수록 신경계의 반응은 느려지게 마련이다. 노화라고 생각하기보다는 자연의 섭리라고 생각하는 것이 맞다. 격투기나 복싱 경기를 보면 불패不敗의 챔피언들이 어느 날 갑자기 한 번의 패배를 맛본 이후 쇠락의 길을 걷게 되는 경우가 있는데, 대개 신경계의 반응이 느려지는 시기와 맞물려 있다. 신경계는 내외부의 환경이나 자극을 감지해서 정보를 처리하고, 적절한 반응을 결정한 후 발현하는 과정으로 작동한다. 신경계의 반응이 느려진다는 것은 바로 자극을 감지해서 처리하는 반응이 느려진다는 것을 의미한다. 마지막 단계인, 결정된 반응을 발현하는 단계에서는 여러 가지 요인에 따라 반응속도가 달라진다. 하지만 음주로 인한 숙취처럼 신경계에 화학적으로 영향을 미치는 경우가 아니라면 반응속도가 달라졌다는 사실을 스스로 인지하기는 힘들다.

운동을 할 때 신경계의 반응속도는 운동을 하는 행위를 전체적으로 지배한다. 보통 '컨디션이 난조를 보인다'라고 할 때 컨디션을 지배하는 것도 바로 신경계의 피로도이다. 운동을 할 때는 양보다는 질을 추구해야 한다. 적은 시간에 질이 좋은 운동을 하기 위해서는 좋은 컨디션이 필수지만 원하는 만큼의 컨디션을 일정하게 유지한다는 것은 쉬운 일이 아니다. 그렇다고 운동선수가 아닌 다음에야 운동을 위해 일상생활을 조절할 수는 없다. 대신 운동을 시작하기 전에 본운동에 들이는 시간만큼 준비운동을 해주면 신경계를 자극해 컨디션을 조절하는 데 도움이 된다.

옆 사람을 돌아보지 마라

한 공간에서 운동을 하다보면 수행능력이 좋은 젊은이나 같은 또래가 운동하는 모습을 보며 오버페이스를 하는 경우가 종종 있다. 사십대 운동능력의 평균선이라는 게 따로 있는 것은 아니다. 같은 사십대라고 해도 신체나이는 아버지와 아들만큼의 차이가 나기도 한다. 하루에 한 시간 운동을 하면서도 스스로에 대한 평가는 과소와 과대를 오르락내리락하는 나이가 사십대다. 그러니 나보다 더 몸 좋고 운동 잘하는 옆 사람을 돌아보지 마라. 오버하다 골병든다. 꾸준하고 성실하게 자신의 페이스대로 운동을 해나간다면 언젠가 그들이 당신을 돌아보며 오버페이스하게 될 것이다. 점점 운동에 욕심이 생기고 젊음에 대한 욕망이 뜨거워질수록 냉정하게 자신의 상태를 바라보고, 인정하고, 자신의 페이스를 유지하면서 운동해야 성공할 수 있다.

운동만큼은
보수를 지향하라

누구에게나 정치적 성향은 존재한다. 그것이 보수적이든 진보적이든 개인의 정치적 성향은 마땅히 존중받아야 한다. 하지만 망가진 몸을 일으켜 세우기 위해 지금부터 운동을 시작하거나 나름 관리해온 몸을 더 바르게 관리하기 위해서 운동을 바라보는 시각만큼은 무조건 보수적이어야 한다는 것이 필자의 지론이다.

친구 중에 운동선수가 아닌데도 거의 선수급의 운동능력을 가진 친구가 있다. 스쾃트, 데드리프트, 벤치프레스를 들어 올리는 무게의 합계가 500kg이상이고 수영, 복싱, 유도에도 조예가 깊다. 운동선수 출신이 아닌데도 이 정도의 신체능력을 가꿀 수 있다는 것에 대해 많은 사람들이 이 친구를 경이로운 시선으로 바라보곤 한다. 필자 역시 운동을 좋아하는 사람으로서 이 친구의 신체능력에 감탄하곤 하는데, 친구에게는 수행능력보다 더 경이로운 것이 있다. 오랜 세월 동안 꽤나 강도 높은 트레이닝을 해왔는데도 이 친구의 몸에 부상의 흔적이 없다는 점이다.

이 정도로 높은 수준의 신체능력을 갖기까지 분명 남들보다 더 많은 노력을 기울였을 것이고, 때로는 한 단계 도약을 위해 마음이 조급해지는 순간이 분명히 있었을 것이다. 부상 방지를 위한 어떤 체계적인 트레이닝 방법이 있을 것이라고 예상했다. 그런데 오랫동 안 운동을 해오며 몸에 한 곳도 큰 부상이 없는 비결은 의외로 간단 했다.

"몸에 조금만 이상이 있어도 운동을 하지 않는다."

어느 정도로 소극적이고 보수적이냐 하면 운동을 하는 중에 아주 조그만 이상이 감지되어도 바로 운동을 중지하는 것은 물론이고, 체육관에 들어섰을 때 컨디션이 조금만 가라앉는다 싶어도 운동을 시작조차 하지 않았다고 한다. 샤워만 하고 집에 와서 적당량의 식 사를 하고 휴식을 취했다는 것이다. 이것이 엄청난 운동량과 수행 능력을 자랑하는 필자의 친구가 지금까지 즐겁게 운동하며 남다른 몸 상태를 유지하는 비결이었다.

운동 시작 전에 갑자기 웬 친구 자랑이냐며 의아해 할 수도 있겠 다. 결코 평범하지 않은 친구 얘기로 이제부터 운동을 시작하려는 형제들의 사기를 꺾으려는 것이 아니다. 적절한 휴식과 자기 몸에 맞는 페이스 조절이 그만큼 중요하다는 얘기를 하고 싶어서다. 궁극적으로 지향하는 목표를 명확하게 세우고 나서 자칫 의욕만 앞선 오버트레이닝으로 일보 전진 하기에도 시간이 아까운 마당에 이보 후퇴를 초래할 수 있기 때문이다. 그러니 형제들이여, 처음부터 무리하거나 조급해 하지 말고 현재 상태에서 가능한 범위부터 노력하자.

신체의
균형부터
점검하자

운동을 잘 하려면 우선 멀리 보고 천천히 가보겠다는 유연한 마음 가짐이 필요하다. 그리고 유연한 마음가짐만큼이나 신체의 균형이 중요하다. 우렁찬 첫울음을 터트리며 처음 어머니 뱃속에서 나올 때는 무결점 순수체였지만, 그 후에 약 40여 년을 쉼 없이 달려왔다. 쇳덩어리로 만든 제품들도 이 정도 세월이면 녹슬고 마모될 만한 시간이다. 우리가 인지하지 못하는 동안 우리 몸은 얼마나 녹슬고 마모되었을까?

필자는 신체 불균형 정도를 바로미터로 삼는다. 같은 제품도 제조사에 따라, 얼마만큼 제대로 만들었는지에 따라 파손되는 기간이 달라진다. 일단 타고난 유전적인 부분은 논외로 하고, 현재 우리 형제들의 몸 상태에 대해 이야기해보겠다.

인체는 크게 전후좌우, 상체와 하체로 나뉜다. 왼손잡이와 오른

손잡이가 존재하는 한 우리 몸에는 필연적으로 '불균형'이라는 것
이 존재할 수밖에 없다. 의식하고 반응하는 것에서 출발하는 이 작
은 균열은 실제 육안으로 확인이 가능할 정도로 우리의 몸을 뒤틀
어 놓는다. 육안으로 식별이 곤란한 양쪽 근육의 불균형은 ROM(관
절가동범위) 테스트와 같은 전문적인 기능 이상 테스트를 해봐야 정
확하게 알 수 있겠지만, 골격계 불균형은 형제들 혼자서도 확인이
가능하다.

운동을 시작하기 전에 우리의 몸이 건전한 신체활동을 어느 정
도나 수행해낼 수 있는 그릇인지를 체크해 보고 가는 것은 의욕만
큼이나 중요하다. 자칫 의욕만 앞서 자신의 신체 상태는 무시한 채
무조건 열심히 운동을 하게 되면, 운동을 하면 할수록 불균형이 심
화된다. 운동하느라 돈 쓰고, 병원비는 병원비대로 내야 하는 아주
바람직하지 못한 이중고를 겪을 수도 있다.

신체의 균형 정도를 알아보는 체크리스트

부드러운 남자가
진짜 남자다

근육을 깊숙하게 마사지하는 물리 요법인 롤핑Rolfing에서는 '몸의 유연함은 사고의 유연함'이라고 말한다. 유연성은 하나의 운동 수행능력이자 신체의 가동범위를 확보함으로써 좀더 정확한 자세와 동작을 구현하게 하는 바탕이다. 유연성 운동은 본운동을 시작하기 전에 의례적으로 하는 준비체조 정도가 아니라 어떤 운동을 하든지 필요한 기본적인 수행능력으로, 유연성은 반드시 갖추어야 할 필수 요소이다. 현재 자신의 몸 상태에 자신감이 떨어져 있는 형제들은 거의 100%라고 해도 좋을 정도로 몸이 유연하지 못하다. 이런 경우는 운동을 하는 목적이 뱃살을 빼는 것이든 체력을 증진하는 것이든 일단 신체의 가동범위부터 확보해야 한다. 아무리 급하다고 바늘허리에 실을 매어 쓸 수는 없으니 말이다.

유연한 몸과 유연한 사고는 하나로 연결되어 있다. 유연성과는 담쌓고 살았을 형제들에게 지금부터 다치지 않고 즐겁게 운동하기

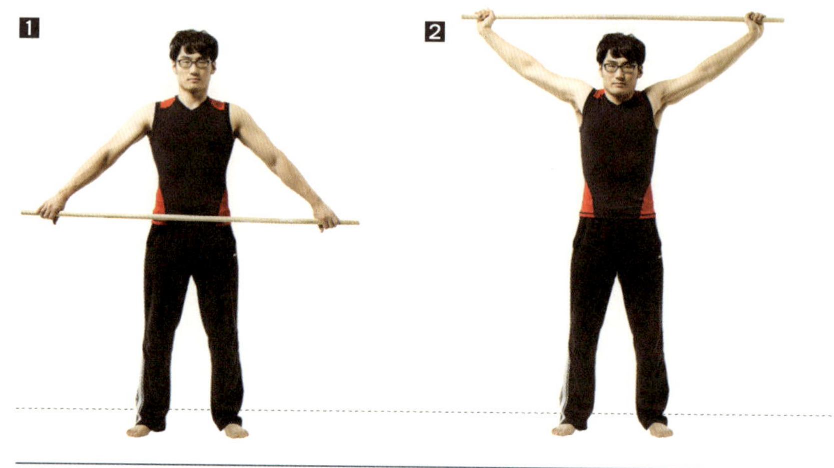

위한 가동범위 자가진단과 효과적인 유연성 운동에 대해 이야기하겠다.

어깨관절 돌리기

어깨관절은 신체에서 유일하게 360도 회전이 가능한 관절이다. 그렇게 때문에 종종 어깨관절의 가동범위도 줄어들 수 있다는 사실을 간과한다. 삼십견, 사십견이라는 말이 생겨났다. 과거 오십대에 주로 생기던 오십견이 삼십대나 사십대에 생기는 빈도수가 늘어나며 생긴 신조어다. 평소에 자신의 어깨관절이 굳어 있다는 것을 전혀

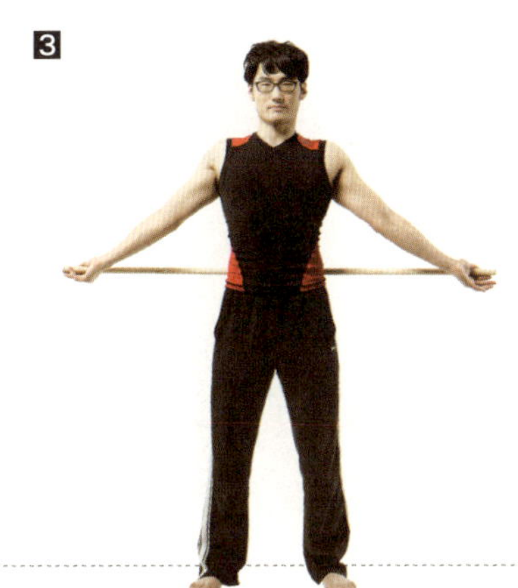

어깨관절 돌리기

1 목을 바르게 세우고, 시선은 정면을 본다. 어깨와 팔꿈치를 최대한 펴서 바를 가볍게 쥐고, 바를 자신의 배 위에 살짝 올려놓는다.

2 ~ 3 천천히 어깨관절을 움직여 등 뒤까지 돌린 후 다시 시작 자세로 돌아온다.

인지하지 못하고 있다가 가동범위 테스트를 하고나서야 자신의 어깨가 굳어버렸다는 사실에 경악하는 형제들을 종종 본다.

어깨는 신체의 말단 부위인 팔의 뿌리로, 견갑대(어깨뼈를 중심으로 한 어깨 부위 전반을 지칭)와 승모근(뒷목에서 등 위쪽 절반을 감싸고 있는 넓은 근육)과 연결되어 있는 상체의 허브와 같은 역할을 한다. 어깨관절의 가동범위를 확보하는 것은 유연한 신체로 가는 첫걸음이다. 다음과 같은 방법으로 첫걸음을 시작해보자.

성년을 향해 선다. 목을 바르게 세우고, 시선은 정면을 본다. 바bar를 정수리 위에 가볍게 올려놓고 어깨와 팔꿈치를 최대한 펴서 가볍게 쉰다. 이 사세는 경추를 바로 세운 상태에서 어깨의 최소 가

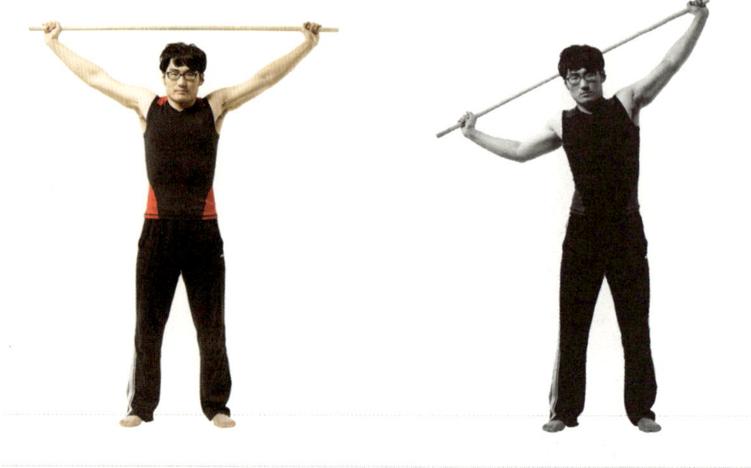

○ 올바른 자세   X 좌우 균형이 무너진 잘못된 자세

동범위를 의미한다.

이제 팔을 내려 자신의 바를 배 위에 가볍게 올려놓는 것에서 동작을 시작한다. 천천히 어깨관절을 움직여 바를 등 뒤까지 돌린 후 다시 시작 자세로 돌아온다. 최소 가동범위에서 어깨 관절이 제대로 가동되지 않았다면 기능 이상으로 생각해야 한다. 기능 이상은 통증과 부상을 유발하는 시한폭탄이니 이 상태를 개선하기 위해 시간과 노력을 많이 기울여야 한다.

시작은 최소 가동범위에서 했지만 최대 가동범위를 확보하기 위해 노력을 기울여야 한다. 최소 가동범위보다 바를 좀더 좁게 잡고도 관절이 회전될 수 있도록 운동해준다. 아침에 기상해서 20회, 취침 전에 20회 하는 것을 시작점으로 잡으면 적당할 것이다. 바가 없다면 집에서 사용하는 수건을 두세 개 묶어서 사용하면 된다. 스트레스로 뭉친 목 주변 근육을 풀어주는 데도 탁월하니 자주 애용하시길 바란다.

어깨의 좌우 균형이 무너진 상태로 돌리거나 팔꿈치를 굽힌 상태로 돌리는 것은 반칙이다. 어깨가 너무 굳어서 바나 수건의 양끝을 잡고서도 돌려지지 않는다면 한쪽 팔꿈치를 굽혀서라도 돌리는 것이 낫겠지만, 그런 경우가 아니라면 바른 자세로 해서 효과를 제대로 보시라.

오버헤드 스쾃트

흔히 역도 인상(Snatch)에 포함된 자세로 역도를 연상시키는 본운동은 중량을 들고 실시할 때는 상당히 강력한 전신운동으로 전이되지만, 가벼운 바를 들고 관절의 가동범위에 중점을 두고 한다면 매우 효과 좋은 전신 유연성 운동이 된다. 오버헤드 스쾃트는 그냥 앉았다 일어서는 단순한 동작처럼 보이지만 우리 몸 전반에 걸쳐 거의 모든 관절들이 동원된다. 실제로 동원되는 관절보다 동원되지 않는 관절을 찾는 것이 더 빠를 정도다.

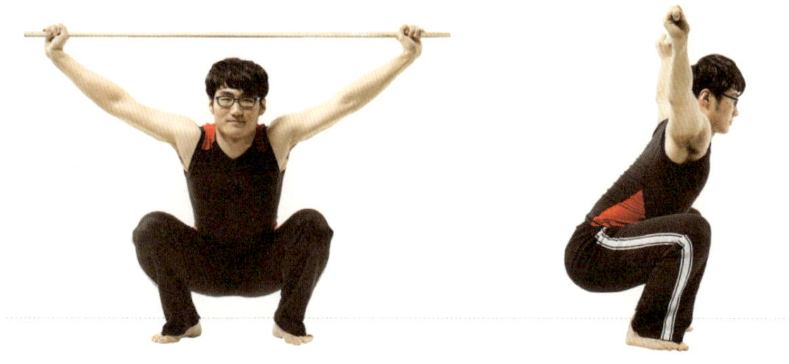

오버헤드 스쿼트

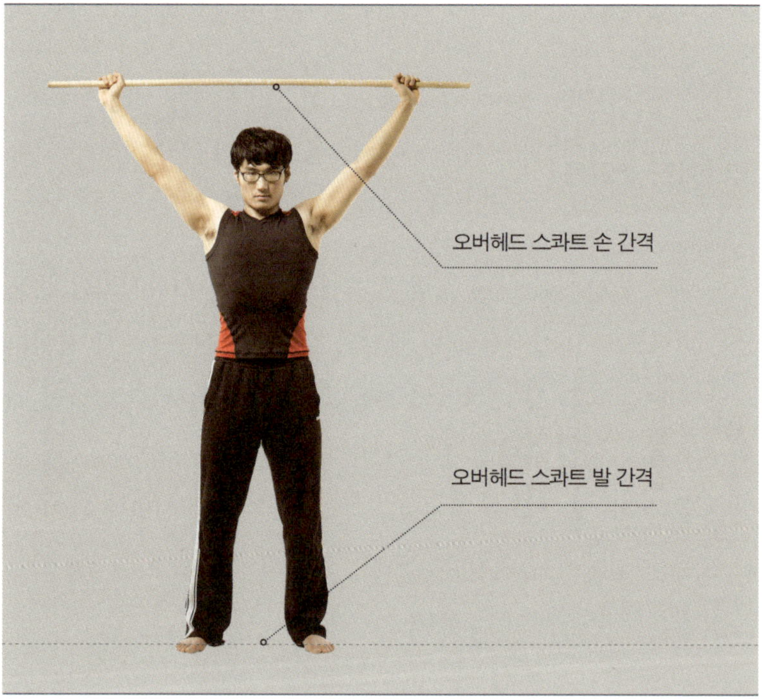

필자는 일반적인 오버헤드 스콰트보다 조금 더 깊이 내려가는 오버헤드 '딥' 스콰트를 권한다. 어느 한 부분의 가동범위가 부족할 때 다른 부분이 보상해 주는 일반적인 스트레칭과 달리, 부족한 부분 때문에 멀쩡한 부분까지 영향을 받는 가혹한 구조를 가지고 있어서 힘들긴 하지만 그만큼 유연성과 근력을 동시에 기를 수 있다.

바를 잡는 간격은 어느 정도가 적당할지 궁금할 것이다. 어깨 돌리기를 할 때 최소 가동범위를 100%, 최대 가동범위를 0%라고 가정했을 때, 오버헤드 스콰트는 50~70% 정도가 적정하다.

스콰트 동작을 할 때 적당한 발 간격은 자신의 어깨너비에서 발의 볼만큼 더 벌려준 정도면 된다. 이때 발목은 15~25도 정도 바깥쪽으로 외전시킨다.

이제 오버헤드 스콰트 동작을 할 때 주의해야 할 점을 알아보자.

• 오버헤드 스콰트 동작을 할 때 머리 위로 들어 올리는 바의 실제 무게는 가볍지만, 자신의 체중 이상으로 무거운 무게를 들고 하는 듯 이미지트레이닝을 하시길 바란다. 상체의 유연성이 떨어지든 하체의 유연성이 떨어지든 유연성 부족으로 생기는 대표적인 현상은 스콰트를 할 때 바가 신체의 중심선을 따라가지 못한다는 것이다. 아주 무거운 무게를 들고 있다면 유연성 부족으로 밸런스가 깨지는 순간, 앞이나 뒤로 무게가 쏟아

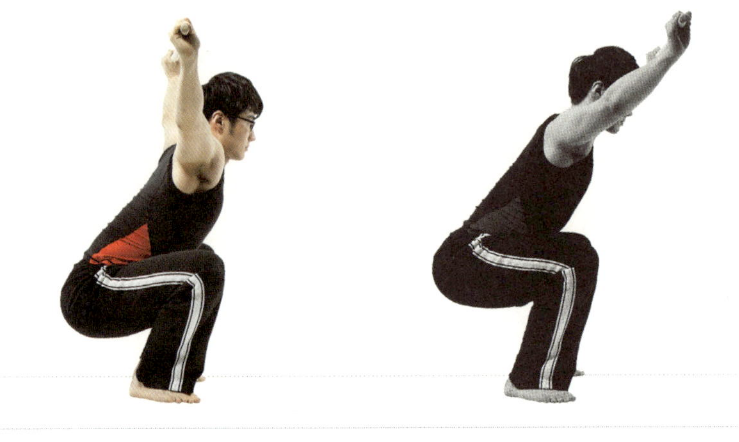

○ 올바른 자세　　　　　　X 중심선이 무너진 잘못된 자세

져 내릴 것이다. 스쾃트를 할 때 중심선을 지키기 위한 이미지 트레이닝이다.

- 스쾃트를 시작할 때 많은 분들이 시작과 동시에 엉덩이를 고정시킨 채, 무릎부터 앞으로 돌진하는 경우가 종종 있다. 좌식 생활은 짧은 시간에 신체의 가동범위뿐만 아니라 신체의 자각 능력까지 퇴화시키는 것 같다. 한마디로 말하자면, 푸세식 화장실에서 대변을 보는 자세와 100% 일치하게 스쾃트를 하시면 되겠다. 요령은 그냥 싯 다운Sit down이 아닌 싯 백Sit back 이다. 무릎을 내밀지 말고 엉덩이를 먼저 뒤로 뺀다. 무릎은 발

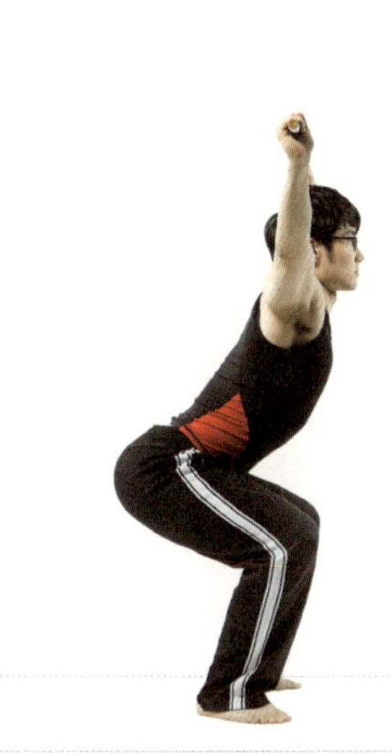 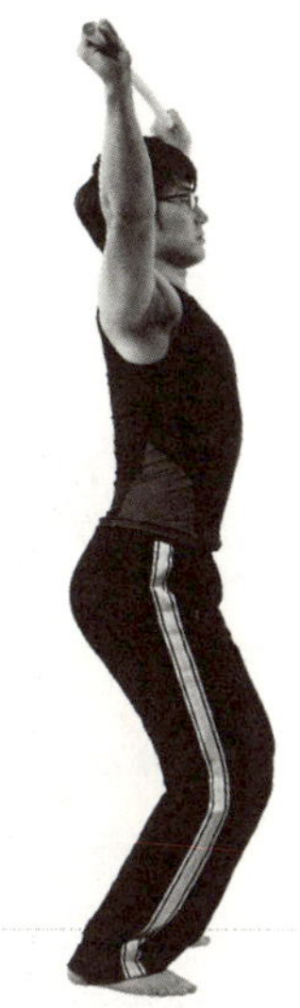

끝을 기준으로 엄지손가락 길이 이상 전진하는 것을 최대한 억제하고, 앉는 깊이는 최소한 엉덩이가 자신의 무릎과 평행이 되게끔 앉는다. 이것은 기본 조건이니 최대한 엉덩이가 바닥에 닿을 만큼 깊게 앉을 수 있도록 노력해보자. 유연한 만큼 깊이 내려갈 수 있다.

• 어깨와 견갑대가 완전히 펴질 수 있도록 머리를 살짝 숙여 준다. 위로 뻗은 팔뚝보다 자신의 귀가 살짝 디 앞으로 나오는 정도가 정확하다. 이때 주의할 점은 머리는 살짝 아래로 숙이지만, 시선은 여전히 정면을 봐야 한다. 시신은 균형을 잡는 데

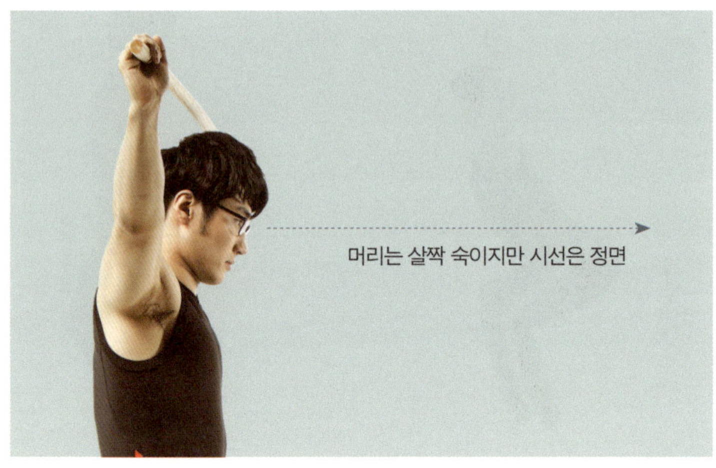

생각보다 크게 영향을 미친다. 머리를 숙인 만큼 시선이 아래로 향해 있으면 스쾃트 자세에서 신체 중심선이 앞으로 무너질 수 있으므로 시선은 반드시 정면을 바라본다.

오버헤드 딥 스쾃트는 전신 가동범위를 확보하는 데 가장 좋은 운동이며, 근골격계(특히 골반)의 불균형을 개선하는 데 탁월하다. 또한 신체의 불균형이 어느 정도 진행되었는지를 테스트해볼 수 있는 좋은 척도이기도 하다. 틈나는 대로 자주 해주기 바란다. 시간이 지나면 들인 노력에 비해 효과가 얼마나 찬란한지 아마도 깜짝 놀라실 것이다.

이자겸양마

현대인의 생활 패턴에서 최악 중에 하나가 바로 좌식생활이다. 좌식생활로 가동범위가 줄어들어 퇴화에 가까운 모습을 보이는 대표적인 부위가 내전근(허벅지 안쪽 사타구니 쪽 근육)이다. 내전근의 가동범위가 줄어들어 생기는 현상은 단순하게 유연성이 떨어지는 것에서 끝나지 않고 각종 통증으로 이어진다. 특히 원인을 알 수 없는 요통이나 무릎 통증의 원인이 내전근의 가동범위가 짧아 생기는 경우가 많고 이 부위의 가동범위를 확보해주면 신기하게 통증이 사라지는 경우를 종종 본다.

이자겸양마 자세는 중국남파무술의 하나인 영춘권의 기본 서기자세로 내전근의 가동범위를 늘려준다. 발끝을 안쪽으로 향하게 서는 이 동작의 파워는 형제들이 깜짝 놀랄 정도로 매우 탁월하다. 중국남파무술의 영향을 받은 가라테에도 '삼전서기'라는 비슷한 서기자세가 있다.

이자겸양마 자세를 취하는 요령은 간단하다. 어깨너비 정도의 발간격을 유지하고 발끝과 발끝을 안으로 내전시켜 양쪽 발끝이 만나는 각이 90도 정도를 유지한 후, 골반에 힘을 빼고 무릎을 안쪽으로 모으면서 자연스럽게 무릎을 굽혀준다. 내전근의 가동범위가 좋지 않은 형제들은 이 자세로 중심을 잡기가 어려울 것이다. 운동 좀 하

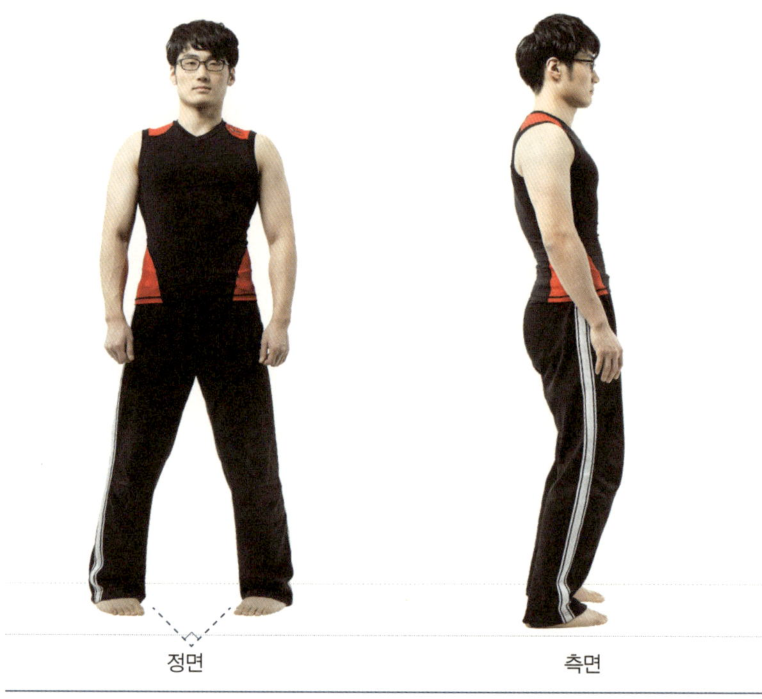

정면　　　　　　　　　　　　측면

셨다는 형제들 중에도 의외로 중심 잡기를 어려워하는 경우가 있었다. 이 자세에서 엉덩이 조여주기 운동까지 해준다면 코어core(우리 몸의 기둥인 몸통의 중심 근육)의 안정성과 힘을 기르는 데도 도움이 된다. 이 자세를 유지한 상태로 엉덩이를 조여 엉덩이 사이에 끼워 넣은 명함이나 신용카드를 떨어뜨리지 않을 수 있게 된다면 진심으로 축하드린다. 형제들의 정력이 한 단계 좋아진 것을 의미하니까 말이다.

등 뒤에서 양손 마주 대기

아주 간단한 방법이지만 목 근육부터 승모근, 삼각근을 포함한 등 근육 전체의 유연성을 확보하는 데 매우 좋은 운동이다. 처음에는 마주 대기는커녕 손끝과 손끝도 닿지 않는 형제들이 대부분일 것이다. 실망하지 마시고 타월이나 막대를 이용하여 조금씩 간격을 좁혀보자. 손과 손이 등 뒤에서 만나는 순간 신세계가 열릴 것이다.

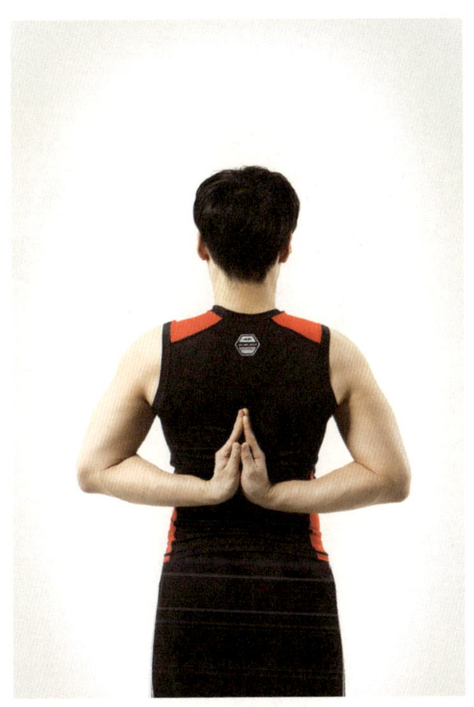

태양경배 자세

모든 유연성 향상 운동의 종합선물세트가 바로 '태양경배 자세'이다. 요가를 경험해본 형제들은 알겠지만, 요가의 방식에 따라 약간씩 다르긴 해도 거의 모든 요가원에서 가장 기본으로 알려주는 자세가 되시겠다.

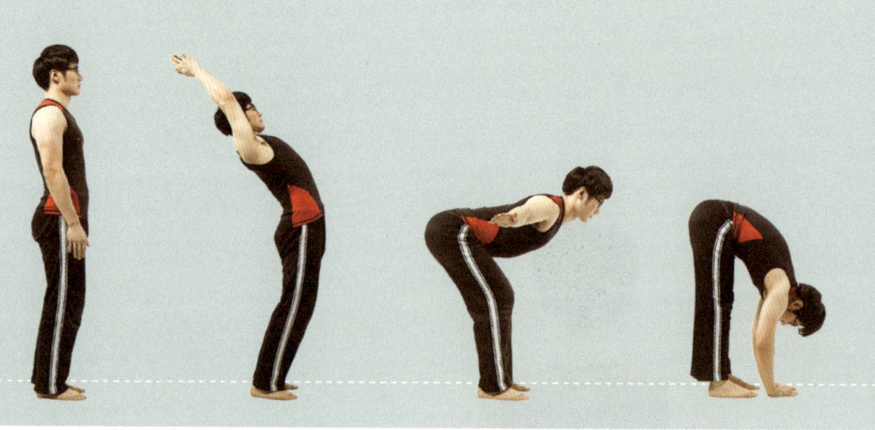

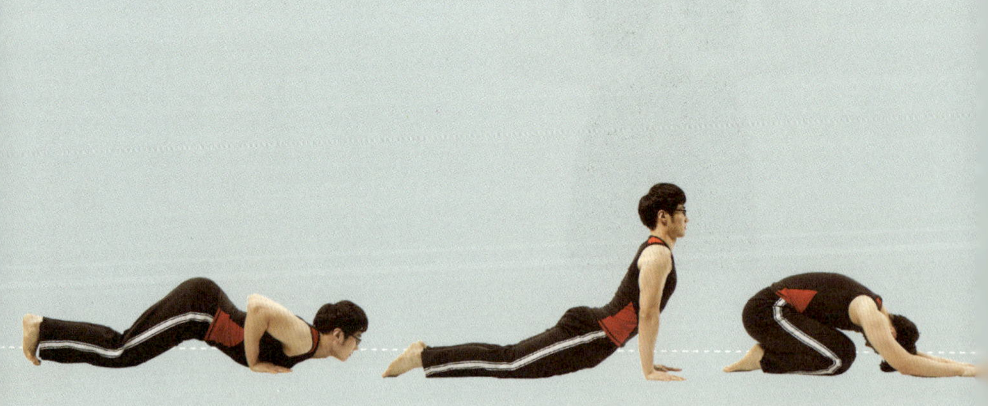

특히, 몸의 중심부인 복근과 척추기립근의 유연성을 향상시키는
데 탁월한 태양경배 자세는 수술이 필요한 중증의 디스크 환자가
아니라면, 디스크로 고생하는 형제들에게 신세계를 열어줄 것이다.
약 5회 정도 천천히 해보자. 이 자세를 취할 때마다 좋아지는 몸의
가동범위에 약간은 놀라주는 것이 태양경배 자세에 대한 예의다.

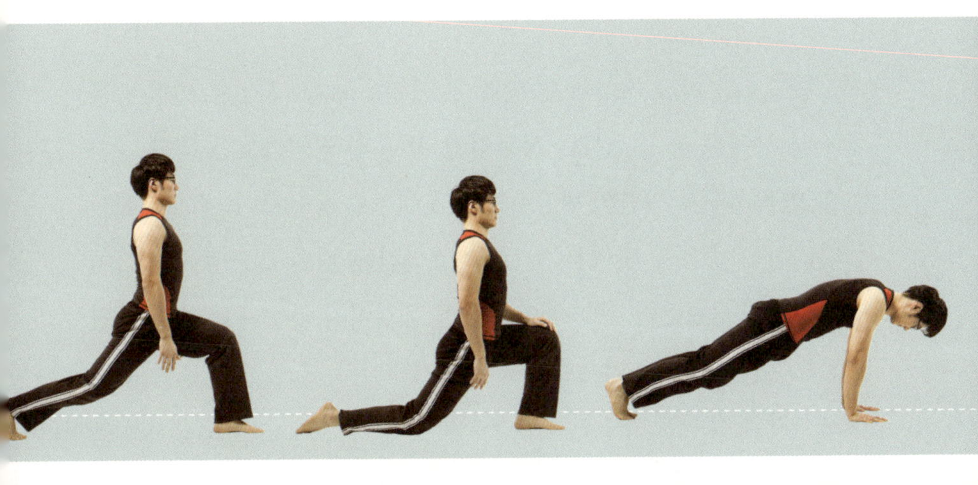

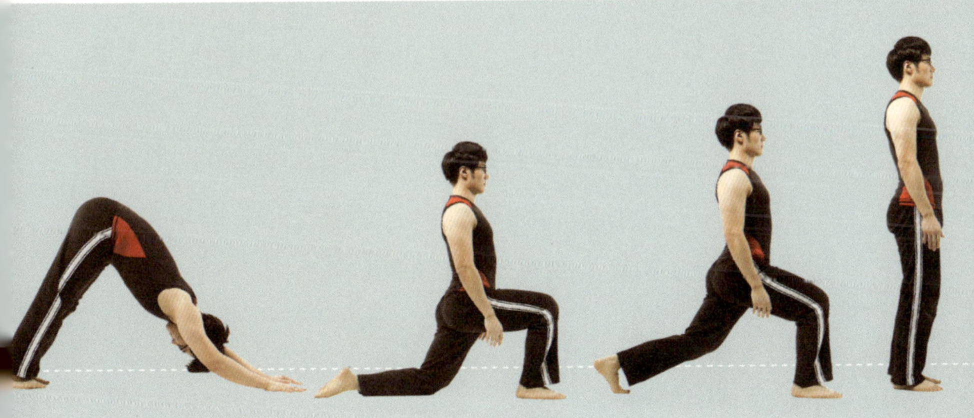

뻣뻣한 몸을 풀어주는
빠르고 확실한 비결

고속도로를 타고 가다 보면 종종 로드 킬Road Kill 사고로 인한 동물들의 사체를 볼 수 있다. '동물적인 반사 신경'이라고 표현할 정도로 반응속도가 인간의 반응속도보다 월등한 동물들이 왜 도로에서 안타까운 죽음을 맞이하는 것일까? 야간에 강한 전조등에 시각이 노출되면 동물들은 본능적으로 몸을 움직이지 않는다고 한다. 비단 로드 킬뿐 아니라 야생에서도 마찬가지이다. 호랑이나 표범 같은 포식자와 갑자기 마주친 초식동물들은 순간 몸이 굳어 도망치지 못하는 경우가 종종 있다고 한다. 갑작스러운 심리적인 충격 때문에 순간적으로 몸이 굳어버리는 현상은 사람들에게도 나타나는 현상이다.

하지만 이렇게 갑삭스럽게 찾아오는 급성스트레스보다 더 무서운 것은 서서히 시나브로 쌓여가는 만성스트레스이다. 우리는 중력과 기압, 그리고 각종 스트레스에서 자유롭지 못한 존재들이다. 이렇게 스트레스가 서서히 쌓일 때 신체의 일차적 반응은 몸이 점점 굳어서 도자기처럼 된다. 우리 몸이 도자기처럼 딱딱하고 깨지기 쉬운 상태가 된다는 말이다. 스트레스에 지속적으로 노출되어 있는 형제들의 몸을 보면 마치 도자기처럼 딱딱해서 언제 부상을 당해도 이상하지 않을 정도로 깨지기 쉬운 상태다.

이런 상태의 몸은 유연성이 떨어져 가동범위가 좋지 않은 몸보다 부상의 위험이 훨씬 크다. 근육의 상태가 언제 끊어질지 모르는 팽팽한 상태이기 때문이다. 평소에 헬스장에서 관리 좀 하셨다는 형제들도 안심할 수는 없다. 운동도 신체에 가해지는 일종의 스트레스이기 때문이다. 이완(relaxation)에 대한 개념이 없어서 그동안 이완운동(relaxation exercise)을 소홀히 했다면 운동으로 몸 관리를 열심히 해왔다고 해도 2% 정도는 부족한 상태이다.

폼롤러 셀프마사지

각종 스트레스로 도자기처럼 딱딱하게 굳은 몸을 이완시켜주는 데 가장 좋은 방법은 마사지massage이다. 재력이 되시는 형제들이야 솜씨 좋은 마사지숍을 자주 애용하시면 되겠지만, 소박하게 이 시대를 살아가시는 많은 형제들은 그러기가 쉽지 않다.

폼롤러foam roller라는 셀프마사지용 도구는 서양판 죽부인이라

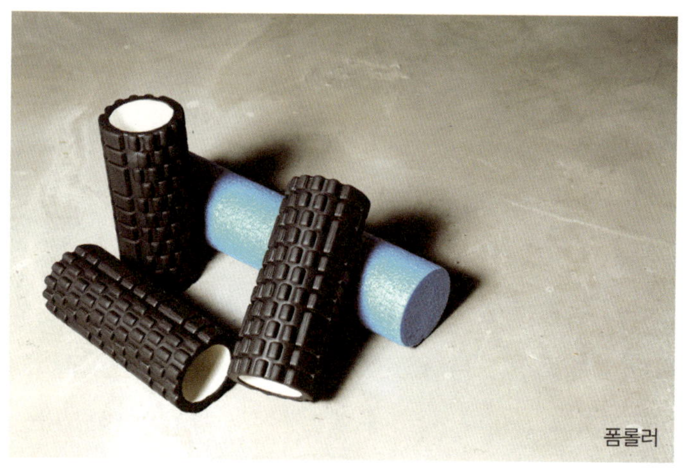

폼롤러

고나 할까? 생긴 것은 매우 심플하지만 효과는 일류 마사지숍 못지 않다. 방법은 그냥 바닥에 깔고 이리저리 몸을 문질러 주시면 되겠다. '근육이 뭉쳤다'라고 하는 뭉침 현상은 사실 근육 자체보다 근육을 감싸고 있는 얇은 막인 근막이 뭉친 경우가 대부분이다. 근육 자체가 뭉치게 되면 쥐가 난 것처럼 움직이지 않고 가만히 있어도 격렬한 통증을 동반한다.

근막을 이완시켜주는 트레이닝은 나름 세계적인 추세이다. 정육점에 가서 고기를 사본 사람이라면 근막이라는 것을 눈으로 본 적이 있을 것이다. 빨간 살코기(근육)를 사면 그 위에 하얀 막이 덮여 있는 것을 볼 수가 있는데 그것이 바로 근막이다. 실제 근막이라는 것은 근육 전반에 걸쳐 광범위하게 분포해 있다. 근육은 근섬유라고 하는 섬유가닥으로 이루어져 있는데, 섬유라고 불릴 정도로 얇은 조직인 근섬유를 근막이 하나하나 싸고 있다.

근육이 신체 전반에 걸쳐 존재하는 한 근막도 그렇다. 요새 유행하고 있는 활동성 근막유발점(trigger point)을 풀어주는 재활 트레이닝 역시 근막에 초점이 맞춰진 것이라 보면 되시겠다. 근막은 유기적인 신체의 긴장을 풀어주기 위한 플랫폼으로 몸을 이완시켜주는 운동의 출발선이라고 할 수 있겠다. 필자가 이완에 대한 이야기를 하기 위해 던진 화두가 근막인 이유는, 근막은 제대로 이완되지 않은 상태로 시간이 지나면 반드시 통증을 유발하기 때문이다.

일반적으로 활동성 근막유발점에 의해 발생하는 통증은 특정 부위에 극심한 압통(손가락으로 눌렀을 때 느껴지는 통증)이 느껴지는 팽팽한 띠 혹은 매듭과 같은 형태로 만져진다. 불편한 부위를 손가락이나 손바닥으로 힘주어 눌러보는 것만으로도 어느 정도 자가진단은 가능하다. 필자의 경험으로는 단순한 통증이라기보다는 느낌이 기괴하고 말이 나오지 않을 정도로 기분 나쁜 통증이었다. 이러한 과민감성 부위는 근육의 정상적인 가동범위를 방해하고, 근육 자체를 약화시키기도 하고, 때로는 국소적인 경련 반응을 일으키기도 한다. 어찌되었건 좋은 점이 없다.

활동성 근막유발점에 의한 통증은 신체 전반의 도자기화를 의미하기도 한다. 일반적으로 통증을 풀어주는 가장 빠른 방법은 통증

폼롤러로 뭉친 근육 풀어주기

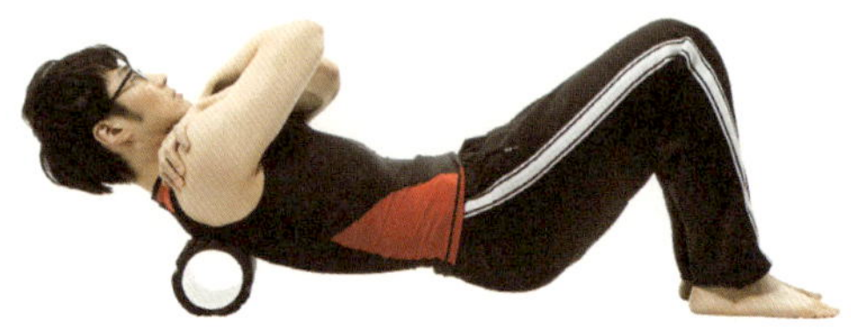

등, 어깨 풀어주기

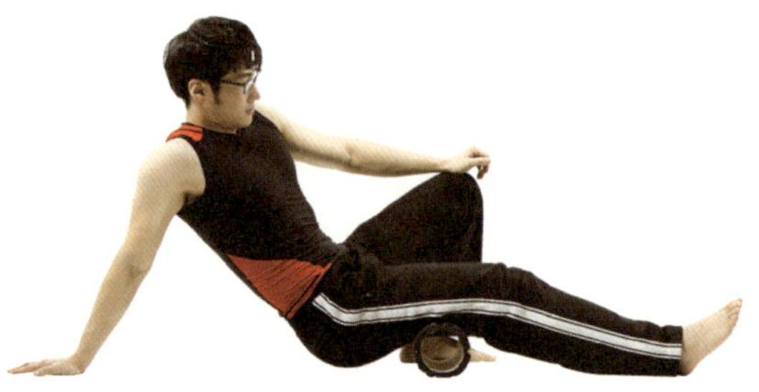

대퇴이두근 풀어주기

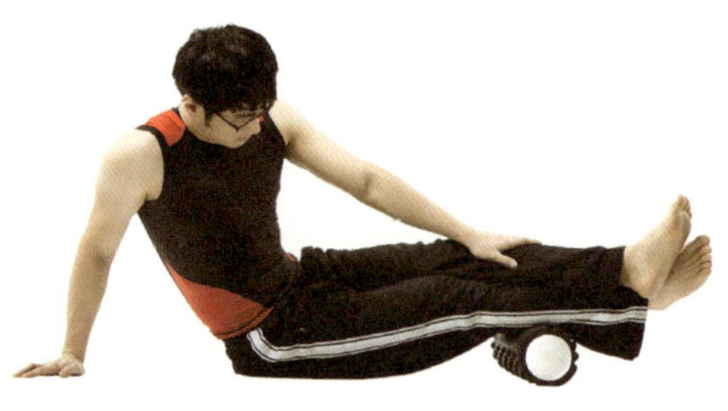

종아리 풀어주기

부위에 직접 압박을 가해 풀어주는 것이나 이는 상당한 통증을 수반한다. 앞서 얘기한 폼롤러를 이용하여 일명 '문지르기 신공'으로 풀어주는 방법은 추천할 만하다. 폼롤러도 통증을 수반할 수 있지만, 통증이 심할 경우 자신의 의지로 적당하게 압박을 조절할 수 있기 때문에 무리가 되지는 않는다. 딱딱하게 굳은 몸을 이완하거나 근막의 통증을 해소하는 데 번거롭지도 않고 누구나 쉽게 할 수 있기 때문에 이 방법을 가장 추천하고 싶다.

절 운동

또 하나 추천하고 싶은 방법은 '절 운동'이다(자세한 동작은 190~191쪽을 참조하시라). 근육과 근막에 유발되는 통증에 웬 절 운동이냐고? 각설하고 일단 효과는 매우 탁월하다. 우리가 몸을 이완하려는 이유는 각종 스트레스에 노출되어 있는 형제들의 몸이 긴장해서 신체 조직이 딱딱하게 굳기 때문이다. 신체 조직이라고 해서 단순하게 몸의 외벽에 해당되는 근육에 국한하는 것은 아니다. 우리 몸속에 있는 장기까지도 포함한다. 다른 동물의 내장을 드셔 보신 형제들은 알겠지만 내장도 근육조직과 다르지 않아 외부적인 환경요인 때문에 굳을 수 있다. 간, 신장, 위 등의 내장기관도 긴장하고 뻣뻣해진다는 이야기이다.

앞서 몸의 외벽에 해당되는 근육이 굳었을 때 직접 압박을 하거나 폼롤러로 문지르는 것이 가장 좋다고 이야기했다. 그런 방식이라면 '내장이 굳었을 때는 내장을 직접 마사지하면 될까?'라고 엽기적인 생각을 하시는 형제들도 있을 것이다. 아시다시피 내장기관을 손으로 직접 마사지할 수는 없다. 대신 간접적인 방법으로 내장기관까지 마시지할 수 있는 방법이 있으니 그것이 바로 절 운동되시겠다.

절 운동도 셀프마사지라고 할 수 있을 만큼 누구나 쉽게 할 수 있고, 효과 역시 매우 탁월한 아주 좋은 운동법이다. 절 운동은 내장기관 마사지뿐만 아니라 신체의 겉을 싸고 있는 근육에서 발생하는 근막유발점의 통증을 완화시키는 데도 탁월하다. 직접 압박을 가하거나 폼롤러로 문지르는 것에 비해 통증도 거의 없다. 기립근(척추에 길게 붙은 섬유다발 같은 모양의 근육들로 허리를 지탱해주는 근육)의 유연성도 좋아져 요통을 완화하는 데도 좋고, 근골격계의 불균형을 교정하는 효과도 있다.

활동성 근막유발점에 의한 통증은 단순히 환경적이고 습관적인 요인도 있지만 심리적 불안감이나 스트레스에서 오는 경우가 상당히 많다. 불가에서는 108배 수행을 하는데, 이때 108이 의미하는 것은 번뇌다. 번뇌로 상한 몸을 재활하는 운동이 존재하다니 놀랍지 않은가. 동양의 운동법에서는 운치마저도 느껴진다. 활동성 근막유발점이라는 것은 동양의학에서 말하는 경혈經穴과 90% 이상 일치한다고 한다. 활동성 근막유발점이 생리학이나 해부학적 개념이라면, 경혈은 철학과 사상이 내포된 심오한 기의 전달 체계라는 정도로 관점의 차이가 존재하는 것 같다.

이렇게 몸에 좋은 동작들로만 구성된 절 운동에도 단 하나의 단점이 있으니 매우 지루하다는 것이다. 단순한 동작이 반복되는 지루한 운동이다 보니 웬만한 의지가 아니면 자주 하기 힘들고, 자주 안 하다 보니 습관이 안 되고, 습관이 안 되니 효과가 있는지 어떤지 제대로 못 느끼는 것이다. 그 지루함만 극복할 수 있다면 절 운동은 몸의 안팎을 모두 이완시켜주는 최고의 운동이다.

우리의 몸과 마음은 하나로 연결되어 있기 때문에 이완은 심리적인 것과도 무관하지 않다. 한마디로 잘 이완된 몸은 우리 몸이 외부의 스트레스를 잘 조절하고 있음을 보여주는 것이라고 생각하면 되시겠다.

형제들이여,
자존심을 세워라

운동을 시작하기 전에 유연성과 긴장된 몸을 이완시키는 것의 중요성을 먼저 언급했다. 유연성 운동이나 이완 운동을 통해 현재 자신의 몸 상태를 자각할 수 있으며, 몸을 효과적으로 개선할 수 있는 좋은 출발선이 될 수 있다. 여기까지 자신의 몸에 대한 자각과 자극을 느낀 형제들이라면 이제 조금 더 앞으로 나가보자.

우리는 여기까지 오면서 우리 자신에 대해 가지고 있는 습관과 편견에서 벗어날 준비를 해야 한다는 것을 알게 되었다. 자기 자신에 대한 과대평가 혹은 과소평가에서 조금은 냉정하고 담대해질 준비가 되었다면 축하한다. 생물학적으로 중년이라는 우물에 빠지기 전에 멈춰 설 수 있는 준비가 된 것이다.

뭐니 뭐니 해도 남자의 기운이 쇠약해진 것을 가장 노골적으로 드러내는 척도는 바로 새벽 발기勃起의 유무가 아닌가 싶다. '설마 내가 벌써?'라고 안심할 수 없다. 노화는 자연스러운 것이고 여러 가지 징후와 증상이 있지만, 발기부전만큼 드라마틱하고 절망적인 것은 없으니까. 어떻게든 조금이라도 더 늦추고 싶은 마음에 정력에 좋다는 보양식이나 체술體術에 관한 여러 가지 속설에 귀가 팔랑댄다. 하지만 글쎄……, 굳은 믿음과 신념에서 나오는 플라시보 효과에 기대기에 우리 몸은 생각보다 정직한 편이다.

이럴 때 필요한 것은 안타깝게도 노력할 수 있는 의지 이외에는 달리 방도가 없다. 그냥 편하게 보양식을 먹는 것으로 해결이 될 문제라면 얼마나 좋겠는가. 그런데 보양식이라는 약발이 잘 받으려면 그릇이 좋아야 한다. 아무리 좋은 술이라도 여기저기 깨진 쪽박에 담아 마시면 깨진 틈으로 술도 새고 풍미도 떨어지는 법이다.

보통 운동에 관계하는 종사자들과는 달리, 필자는 검증된 보양식이라면 경제적인 여건이 되는 한 복용하시길 권한다. '운동만이 보약입니다'라는 희망차고 아름다운 메시지를 드리고 싶지만, 보양식과 보약의 역사가 깊은 것은 나름 이유가 있다고 생각한다. 경제적인 여건이 된다면 드시길 바란다. 기왕이면 좋은 것으로 드시고 장복해도 괜찮은 것이라면 장복하시라. 다만, 깨진 독에 아무리 물을 부어도 채워지지 않는 법! 우리 몸이 약발 잘 받는 좋은 그릇이 되기 위해서는 반드시 운동은 해야 한다.

스콰트, 좋고 좋고 또 좋은 운동!

당나라에 이발李勃이라는 학자가 있었다. 책을 이만 권이나 읽어 별명이 이만권이라 불렸다. 어느 날 선승에게, 불가의 경전인《유마경維摩經》에 따르면 겨자씨 속에 거대한 수미산須彌山이 들어 있다고 하는데, 그게 어찌 가능하냐고 물었다. 그러자 선승은 이만 권의 장서가 어찌 당신의 머릿속에 담겨 있겠냐며 반문했다는 이야기가 있다. 뜬금없이 웬 겨자씨와 수미산 이야기냐고 묻고 싶을 것이다. 자, 지금부터 형제들에게 소개할 운동이 바로 거대한 수미산을 담고 있는 겨자씨 같은 운동이다. 되도록 오랜 우정을 유지해 주실 것을 당부한다.

형제들에게 소개할 운동친구 일번 타자는 바로 스콰트다. 쉽게 말하면 쪼그려 앉았다 일어나는 동작이다. 직립보행이라는 종의 특징을 가진 현생 인류에게 매우 자연스러운 동작이지만 이 동작을 구현하기 위해서는 생각보다 많은 유연성이 필요하다. 한 동작에 가장 많은 관절 군이 동원되는 스콰트는 단순한 동작으로 근골격계과 신경계를 아우르는 운동 효과를 낸다. 따라서 내분비계 호르몬(성장 호르몬, 남성 호르몬 등) 분비를 가장 자극하는 운동이며, 가장 많은 힘을 키워낼 수 있는 운동이다. 한마디로 정력에 가장 좋은 운동이다.

스콰트에 대한 필자의 무한 애정과 예찬이 조금 과한 것 같다는 느낌을 받은 형제들도 있을 것이나 좋다는 것을 아무리 강조해도 지나치지 않은 운동이 바로 스콰트이다. 필자가 이토록 스콰트를 예찬하는 이유는 두말할 필요가 없는 확실한 효과 때문이다.

스콰트는 맨몸으로 앉았다가 일어서는 동작인 맨몸 스콰트(air squat)를 기본으로 하며, 점진적인 부하를 이용하여 조금 더 강한 자극을 유도할 수 있는 중량 스콰트(weighted squat)를 지향한다. 쉽게 말해 조금씩 무게를 늘려나가는 방식으로 스스로의 운동능력을 겉으로 드러나게 확장시켜보라는 말이다. 중량 스콰트의 기본은 바벨을 뒤에 짊어지고 하는 백 스콰트back squat이다. 목과 척추와 골반이 직립해 있는 호모 사피엔스의 특성상 가장 많은 무게와 싸워낼 수 있는 자세이다. 처음 스콰트를 배울 때 익혀야 할 기본적인 밸런스와 유연성에 대한 기초 개념을 어렵지 않게 배울 수 있다.

백 스콰트에 기초한 여러 가지 변형된 종류의 스콰트를 조목조목 열거해서 하나하나 설명해드리고 싶은 마음은 굴뚝같지만, 이제 시작하려는 형제들에게는 오히려 혼란을 줄 수도 있기 때문에 일단 백 스콰트 하나만 제대로 마스터해서 뚝심 있게 밀고 가시기를 권한다. 서양친구들이 스콰트를 일컬어 괜히 '운동의 왕(The King of All Exercises)'이라고 한 것이 아니다. 중력 방향으로 짓눌러오는 무거운 무게를 고관절과 엉덩이 그리고 허벅지로 버티고 중력 반대방

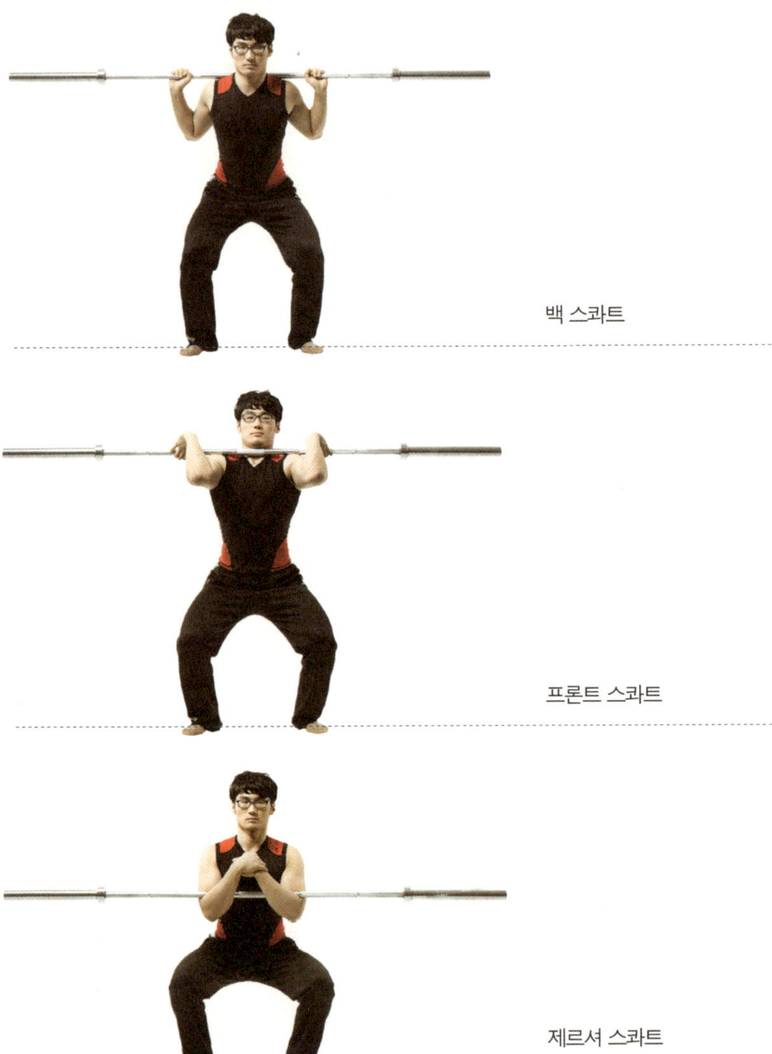

백 스카트

프론트 스카트

제르셔 스카트

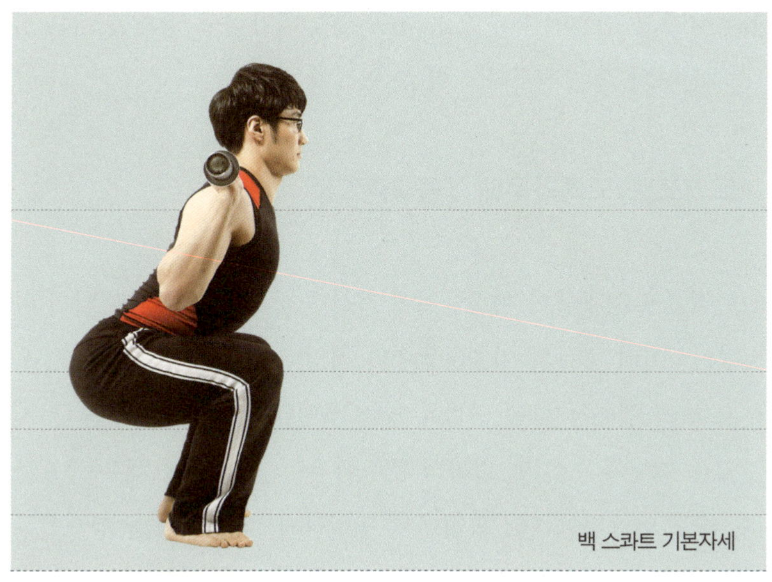

향으로 밀어 올리는 운동을 꾸준히 해보시라. 어디가 어떻게 좋아 지는지 판단은 형님들의 몫이고, 감당은 형수님들의 몫이다.

필자 역시 여러 가지 운동을 해왔지만 어떤 스포츠를 하든 기본적인 근력운동 프로그램에서 빠지지 않는 것은 스쾃트뿐이다. 형제들이 어떤 스포츠를 취미로 시작하든 아니면 헬스클럽에서 웨이트 트레이닝에 매진하든 스쾃트는 반드시 하시길 바란다. 스쾃트는 한 방 효과로 잭팟이 터지는 공격형 펀드상품이라기보다는 배신하지 않고 꾸준히 배당금을 돌려주는 블루칩 주식이나 복리 예금상품과 같은 운동이다. 만사불여萬事不如 튼튼이다. 스쾃트는 가장 확실한 몸의 기초를 만들어줄 수 있는 운동이며, 내가 손을 놓기 전에는 절대 배신하지 않는 친구라고 할 수 있겠다.

데드리프트, 고목나무에 꽃을 피우다!

일반적으로 형제들이 헬스클럽에 가시면 팔 따로, 등 따로, 다리 따로 하는 여러 종류의 기계운동이나 러닝머신, 사이클 같은 운동을 주로 하지 헬스장 한쪽 구석에 있는 바벨에는 그다지 시선을 두지 않았을 것이다. 하지만 필자의 운동에서는 그 바벨이 매우 중요하다. 자꾸 일반적인 헬스클럽에서 구현하기 힘든 운동만 강요하는 것 같아 형님들께 송구한 마음이다. 다만 현재 이 글을 집필하고 있는 필자 역시 이제 막 사십대에 접어들었다는 것, 결코 남의 이야기가 아닌 필자의 얘기이기도 하다는 것, 그렇기에 절절한 전우애가 녹아 있다는 것을 이해해 주시고 스쿼트와 짝을 이루는 데드리프트 이야기를 들어주시길 바란다.

우리는 하루에도 바닥에서 무언가를 들어 올리는 동직을 수없이 반복한다. 마트에서 배달되어 온 20kg 쌀자루일 수도 있고, 바닥에 떨어진 볼펜일 수도 있다. 이런 동작에 중량으로 부하를 걸고 바벨이라는 신무기를 이용해 올바른 구조, 올바른 동작, 올바른 호흡법을 적용해 들었다가 바닥에 내려놓기를 반복하는 것이 데드리프트이다.

　수렵한 동물을 가지고 이동하기 위해, 채집한 먹거리를 모아들고 이동하기 위해 선사시대부터 인류가 수없이 반복해온 동작이다. 한 마디로 생활 밀착형 운동이라는 말이다. 데드리프트에는 여러 가지 형태가 존재한다. 한 가지 짚고 넘어가자면 헬스클럽에서 일반적으로 가르치는 루마니안 데드리프트는 우리나라 헬스클럽의 환경적인 특성상 자주 다뤄지고 있으나 원조에서 파생된 하나의 형태일 뿐 그것을 데드리프트라고 정의하는 것은 조금 곤란하다.

　모든 데드리프트의 어머니라고 할 수 있는 형태는 바로 컨벤셔

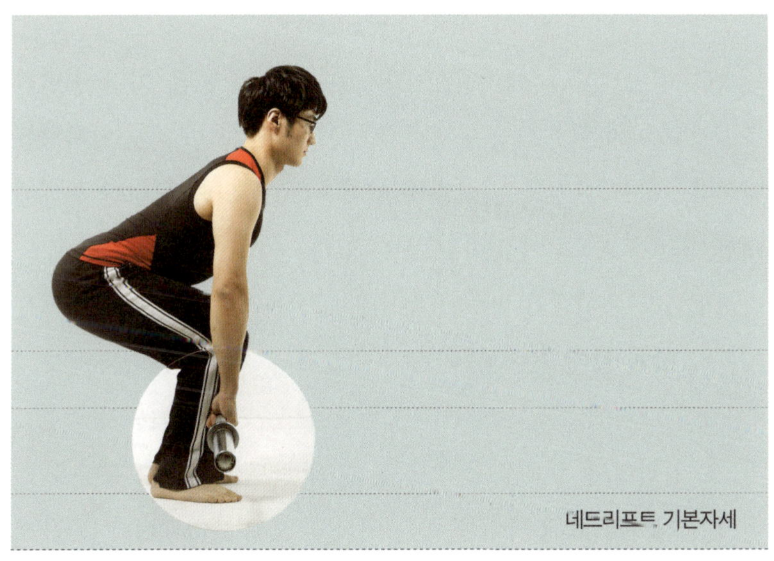

데드리프트 기본자세

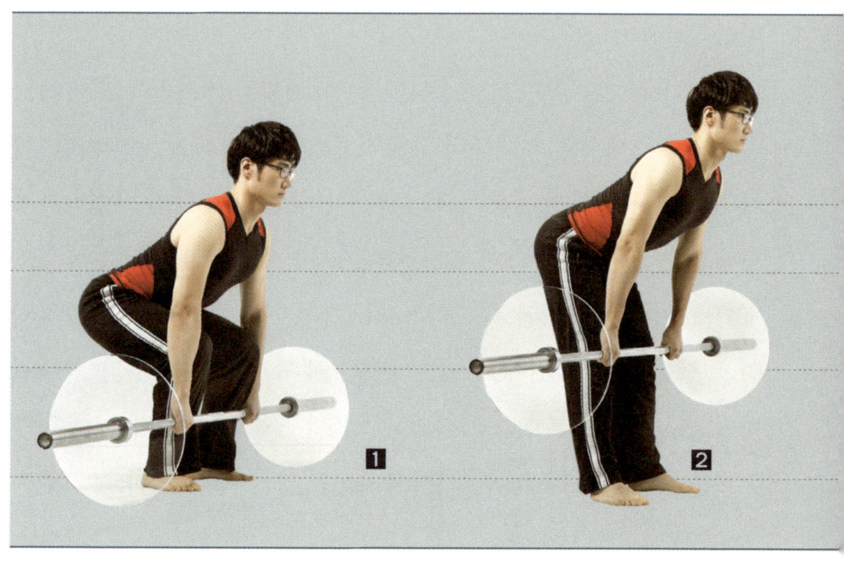

널 데드리프트이다. 데드리프트의 데드dead는 영점, 가장 공평한
출발선을 의미한다. 가장 공평한 출발선이라고 하면 바로 땅바닥을
말한다. 데드리프트라는 이름에 이미 이 운동의 근본적인 형태에
대한 정의가 포함되어 있다고 볼 수 있다.

바벨이라는 형태의 완성된 무게를 들어올리기 위해서는 바벨을
놓치지 않게 틀어쥐는 힘, 악력이 필요하다. 악력에는 전완근(손목
에서 팔꿈치 사이의 근육, 손을 쥐었다 펼 때 움직이는 근육)의 파워가 중요하
다. 또 영점에서 무게를 들어 올릴 때, 악력으로 버티고 무릎을 넘
어서기 전까지 최대 파워를 내는 일차 추진체는 하체이다. 둔근(엉

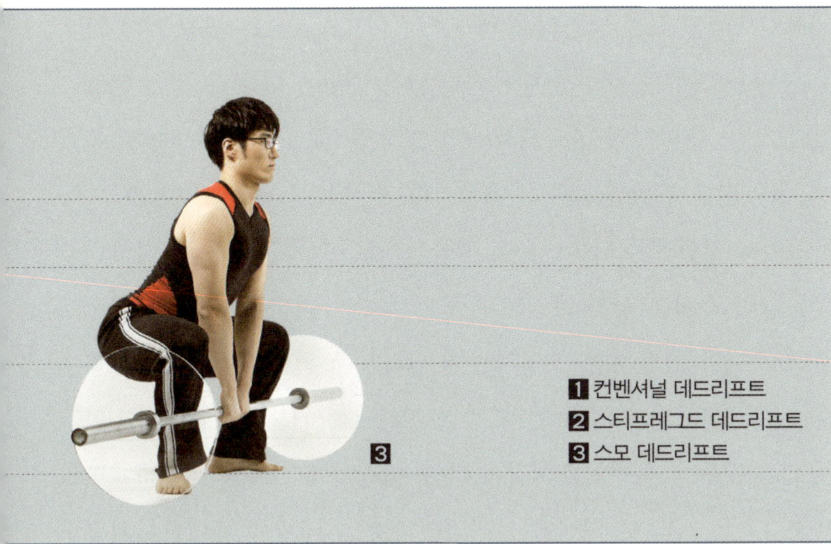

1 컨벤셔널 데드리프트
2 스티프레그드 데드리프트
3 스모 데드리프트

덩이 근육)과 햄스트링(허벅지 뒤쪽 근육)은 물론 최대 무게에 도전하여 힘을 집중할 때는 발가락의 힘까지 사용한다. 바벨을 들고 꼿꼿하게 몸이 펴질 때 고관절과 상체 전반에 압박이 가해지며, 이때 별 관계없어 보이는 복근, 대흉근도 굉장히 많이 사용된다. 좀더 단순하게 설명하지면 컨벤셔널 데드리프트는 바벨을 들고 준비 자세를 잡은 상태에서 '치렷!' 하는 자세로 마무리되는 운동이다. 차츰 바벨의 무게를 증량하여 사용되는 근육에 자극을 주는 형태로 운동이 이루어진다. 이 긴단해 보이는 동작에 사용되는 근육들이 생각보다 많다.

직립보행을 하는 인간의 신체구조상 데드리프트는 체중 외에 외부 중량을 다루는 동작 중에서 가장 많은 중량을 다룰 수 있는 운동이다. 일차 출발선인 바닥에서 바벨을 띄울 때 고관절과 다리근육이 가장 많은 파워를 내주기 때문이다. 앞에서 소개한 스콰트도 마찬가지로 고관절과 다리근육이 적극적으로 사용되는 운동이다.

운동의 목적은 각자 개인의 욕구와 욕망에 따라 그 이유가 수십 수백 가지가 있겠지만, 조언하건대 원하는 목적을 위해 다른 운동 방식을 선택하더라도 스콰트와 데드리프트를 기본으로 하고 그 위에 다른 운동을 올려놓으시길 바란다. 굳건하게 지켜낸 데드리프트 프로그램은 보약 한 사발을 들이키더라도 그 약발을 극대화시켜줄 것이다. 헬스클럽에 가면 수많은 운동기구들이 즐비한데, 데드리프트의 위력은 그 모든 것을 합쳐놓은 것보다 더 강력하다. 고목나무에 다시 한 번 화려하게 꽃을 피우고 싶다면 선택지를 놓고 망설일 시간에 데드리프트를 하시라.

형제들이여,
시간을 핑계 대지 마라

사십대 형제들이 운동을 하지 못하는 가장 큰 이유는 바빠서가 지배적이다. 절박한 이유에서든 단지 핑계이든, 사회생활을 하는 대한민국의 평범한 남자들에게 사십대가 가장 바쁜 시기인 것은 두말하면 입 아픈 소리다. 바쁘다는 것은 한창 사회생활에서 중추적인 역할을 하고 있는 사십대 형제들의 위치를 놓고 생각해 보았을 때 핑계라기보다는 치명적인 이유가 아닐 수 없다. 그러나 아무리 바빠도 앞서 소개했던 스쿼트와 데드리프트만큼은 어떻게든 시간을 쪼개서 반드시 해줬으면 하는 게 필자의 솔직한 마음이다.

몸을 제대로 돌보지 않고 열심히 일만 하다보면 건강이라는 것은 자신도 모르는 사이에 서서히 깎여나가기 마련이다. 그리다 덜

컥 몸에 이상이라도 생기면 없는 시간을 쪼개서라도 병원에 다녀야 한다. 참으로 이율배반적인 상황이다. 이렇게 굳이 없는 시간을 쪼개 병원에 다녀야 할 귀찮음을 상상해본다면 필자의 말에 조금은 힘이 실리지 않을까 싶다. 바빠서 운동을 못 했고, 몸 관리를 못 해서 몸에 이상이 생겼고, 그래서 굳이 시간을 내서 병원을 다녀야 될 상황이라 치자. 뒤집어 생각하면 마음먹기에 따라서는 병원에 다닐 그 시간을 내서 운동을 할 수도 있다는 이야기다.

그러나 운동을 해보겠다고 어렵게 마음을 먹어도 막상 운동시간을 내려고 스케줄을 체크해보면 틈을 찾기가 쉽지 않을 것이다. 이럴 때 선택할 수 있는 방법은 홈트레이닝밖에 없다. 물론 하루 종일 격무에 시달리다 집에 들어가서 막상 해보려고 하면 이마저도 순간 덮쳐오는 귀찮음에 고개를 절레절레 흔들 수 있다. 하지만 시간이 돈인 세상에 시간 들여서 손해 보고 병원비 내서 손해 보느니, 눈 딱 감고 순간의 귀찮음을 이겨내는 습관을 들이는 것이 돈 버는 방법이 아닐지? 만약 필자의 생각에 동의하신다면, 요새 유행하는 각종 집기류나 생수통을 들고 허망한 허우적거림을 연출하는 작위적이고 허접스러운 홈트레이닝이 아닌 경제성과 효율성 면에서 단연 압노적인 운동을 소개해 드리겠다.

중국 소림사 권법에 '권타와우지拳打蝸牛地'라는 말이 있다. 소 한 마리 누워 있을 공간에서 권법을 연습한다는 말로, 최소한의 공간만 있다면 모든 동작을 구현할 수 있을 만큼 공간 활용도가 높다는 말이다. 그런데 운동의 강도가 만만치 않기 때문에 긴 시간은 할 수도 없고, 무리해서 할 필요도 없다. 바쁘고 또 바쁜 형제들을 위한 맞춤 운동, 최소한의 공간에서, 짧은 시간에, 압도적인 운동 효과를 발휘하는 최고의 운동이 지금 소개할 케틀벨 운동과 버피 테스트 되시겠다.

케틀벨, 내 손 안의 헬스장

얼어붙은 북방의 거대한 대륙 러시아에서는 종종 세상을 놀라게 하는 엄청난 괴물 같은 인물들이 나오곤 한다. 세계 레슬링 역사에 길이 남을 알렉산더 카렐린이나 종합격투기의 에밀리아넨코 효도르 같은 인물들이 대표적이다. 과거 냉전시대에는 올림픽 같은 세계적인 스포츠 경합에서도 믿을 수 없는 기록을 내는 선수들이 즐비했다. 이런 선수들의 기량에 지금부터 소개할 케틀벨 운동이 지배적인 역할을 했다고까지는 말할 수 없겠지만 소비에트 연방이 무너진 후, 서방세계에 공개된 케틀벨의 위력이 사뭇 무시무시했다.

케틀벨은 사진과 같이 대포알에 손잡이가 달린 것과 같은 형태이다. 불과 몇 년 전만 해도 케틀벨은 국내에 거의 알려지지 않은 운동기구였으나, 〈300〉〈닌자 어쌔신〉과 같은 몇몇 헐리웃 영화의

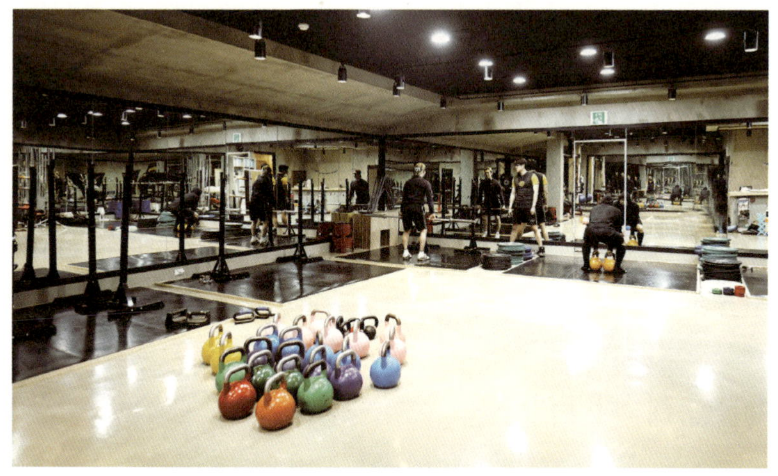

영향으로 지금은 일반 헬스장에서도 쉽게 볼 수 있는 운동기구가 되었다. 특히 조각 같은 몸을 만드는 배우들의 훈련 과정이 담긴 제작 영상이 공개되면서 더욱 화제를 모았다.

케틀벨 운동은 대포알같이 생긴 이 운동기구를 휘둘러 원심력을 활용하는 운동이다. 최고의 장점은 첫째, 운동을 하기 위해 많은 공간이 필요 없다는 것과 둘째, 시간 대비 매우 효율적이라는 것이다. 많은 공간이 필요 없다는 것은 운동을 위해 특정한 장소가 필요한 것은 아니라는 말이다. 그야말로 성인 한 명이 누워 있을 공간만 있다면 얼마든지 운동을 할 수 있다는 말이다.

필자도 처음 케틀벨을 접했을 때 주로 서재에서 애용했다. 시간 대비 효율적이라는 말은 운동을 위해 할애한 시간에 비해 많은 운동량을 보장한다는 뜻이다. 한마디로 길게 운동할 필요가 없다는 말이다. 남자라면, 사나이라면 짧고 굵게 가는 거다! 운동을 하고 싶어도 도저히 시간이 없어서 운동을 못 하겠다고 하시는 형제들에게는 매우 반가운 소식이 아닐 수 없다. 짧은 시간에 최고로 만족할 만한 운동량이 보장된다는데 이제 더 망설일 이유가 없다.

케틀벨 운동의 장점

① 운동을 위한 공간 확보가 쉽다. (소 한 마리 누울 공간만 있어도 OK!)
② 시간 대비 최대의 효율성(운동량)을 보장한다.

케틀벨 운동은 단점이 거의 존재하지 않는 운동이다. 터프한 모양새에 비해 부상도 극히 적은 운동이라 처음에 제대로만 자세를 배워둔다면 두고두고 효자노릇을 할 운동이다. 항상 새로운 상품을 만들어내야 하는 피트니스 시장의 특성상 여러 가지 변형이 존재하지만, 가장 기본적으로 많이 하는 운동은 뭐니 뭐니 해도 '케틀벨 스윙' 되시겠다.

케틀벨 스윙은 케틀벨을 가지고 운동을 시작하는 사람들이 처음 배우게 되는 가장 기본적인 동작이다. 몇 가지 유의사항만 지켜준다면 아주 쉽고 간단한 동작이다. 케틀벨 스윙은 간단해 보이지만 이 동작 안에는 신체 전반에 걸친 움직임이 포함되어 있으며, 반

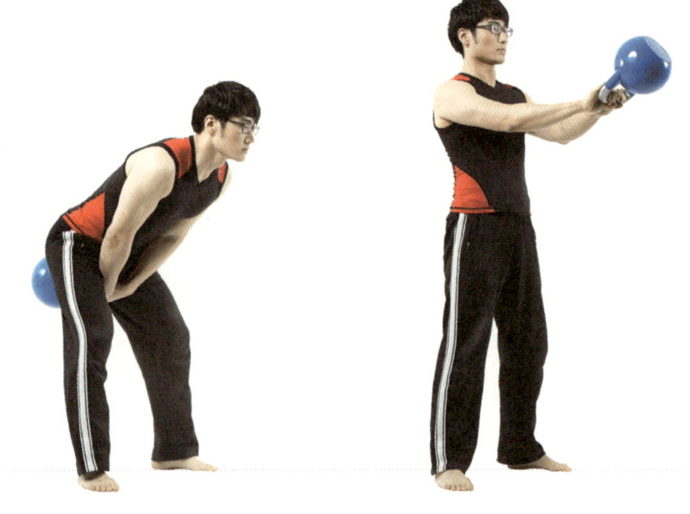

케틀벨 스윙

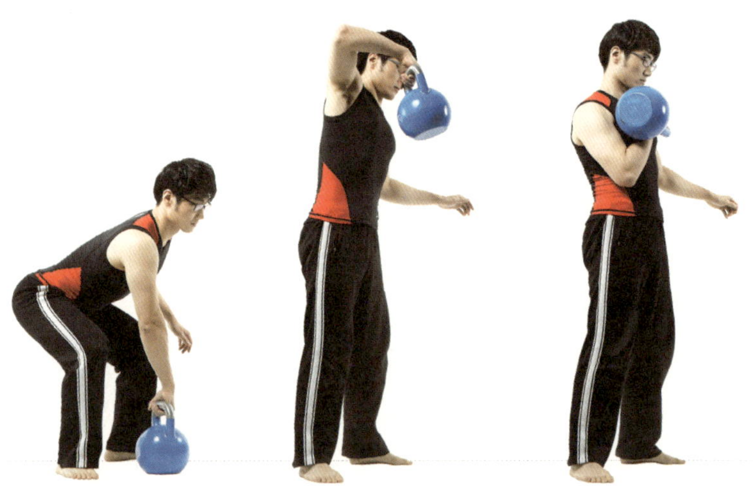

케틀벨 클린

복 횟수를 높일 경우 심폐능력도 강하게 키울 수 있다. 처음 케틀벨 운동을 시작한 형제들은 세 가지에 놀랄 것이다. 첫째, 운동을 하면 땀이 좀 나야 운동한 것 같은 기분이 드는 형제들은 러닝머신에서 달리지도 않았는데 단 몇 분 만에 비 오듯 쏟아지는 땀에 놀랄 것이다. 둘째, 운동하고 온몸에 근육통이 뻐근하게 생겨야 운동한 것 같은 기분이 드는 형제들은 상·하체 할 것 없이 온몸에 엄습해오는 근육통에 놀랄 것이다. 셋째, 생각보다 이 동작을 지속할 수 있는 시간이 길지 않음에 놀랄 것이다. 남자의 운동은 '기-승-전-정력'

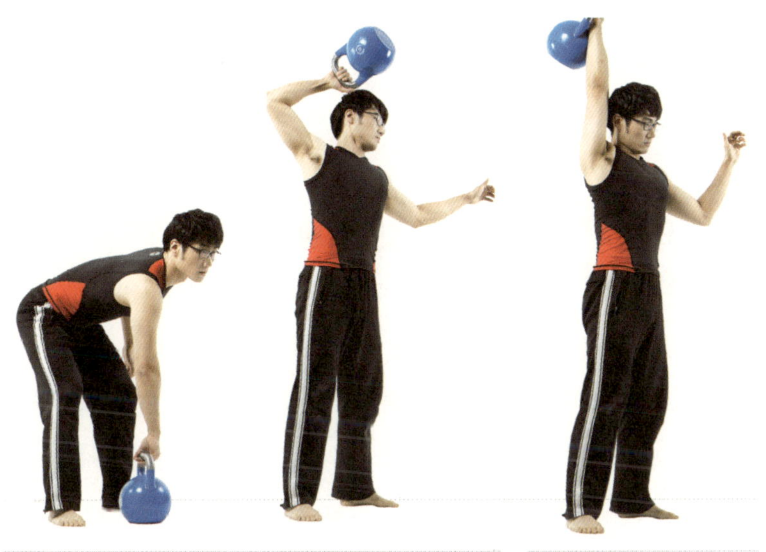

케틀벨 스내치

이라고 했다. 무조건 결론은 정력이 좋아져야 한다. 무거운 중량의 케틀벨로 스윙을 지속할 수 있는 시간은 사랑을 지속할 수 있는 시간과 비례한다는 팁을 살짝 드려본다.

케틀벨 운동은 여러 가지 기능적인 동작들을 만들어낼 수 있으나, 가장 기본이 되는 동작은 앞서 소개해드린 케틀벨 스윙 그리고 케틀벨 클린, 케틀벨 스내치가 있다. 케틀벨 클린과 스내치가 포함된 케틀벨 기본동작은 다음 장에서 자세히 설명해드리겠다. 시간이 없어 운동 못 하겠다고 퍼진 형제들에게 일차로 추천해 드리고 싶은 운동이 바로 케틀벨이다. 케틀벨 잡고 흔들어댈 의지마저 없다고 한다면? 우리 형제들의 미래는 너무 암울하다.

버피 테스트, 악마의 운동

서양인들은 종종 믿을 수 없을 만큼 위대한 걸작에 감탄하면서 '악마가 만들어낸' 혹은 '악마와 거래를 한' 같은 식으로 악마를 들먹거리기 좋아한다. 케틀벨을 사는 것도 귀찮고, 잡고 흔들며 운동하기는 더더욱 귀찮고, 인터넷을 뒤져 올바른 자세를 배우는 것도 귀찮은 형제들에게 추천하고 싶은 악마의 걸작이 있다. 도구도 필요 없고, 정교한 자세를 배울 필요도 없고, 케틀벨처럼 많은 공간도 필요 없는 운동이다. 이 운동의 유일한 단점이라면 악마의 운동이라는 별명답게 겁나게 빡세다는 것. 이름하여 버피 테스트burpee test 되시겠다.

물론 악마가 창조한 운동은 아니겠지만, 필라테스(1차 세계대전 때 포로들의 건강을 위해 고안한 운동법)와 함께 좁은 공간에서 효과를 극대화해서 할 수 있는 피트니스의 걸작임은 분명하다. 버피 테스트는 효율성 측면에서 동작, 시간, 공간의 삼위일체를 만들어낸다. 맨몸 운동으로 곡예 수준의 아크로바틱한 동작이 하나도 없기 때문에 누구나 쉽게 따라 할 수 있다.

버피 테스트는 몸을 굽혔다 폈다 할 수 있는 기본적인 유연성만 있다면 충분히 할 수 있다. 거의 제자리에서 움직이기 때문에 좁은 공간에서도 충분히 구현할 수 있다. 가장 큰 장점인 엄청난 운동량은 딱 3분만 실시해 보면 왜 악마가 만들어낸 운동이라고 하는지 필자가 입 아프게 말하지 않아도 온몸으로 느낄 수 있다.

이쯤에서 짧게 운동을 해도 과연 효과가 있을까에 대해 의심하는 형제들에게 다시 한 번 말씀 드리겠다. 운동의 효과는 철저하게라고 표현해도 좋을 만큼 운동의 강도와 관계가 있다. 운동을 웬만큼 했다고 말씀하시는 형제들은 그래도 한두 시간은 운동해야 되는 것 아닌가 하고 고개를 갸우뚱할 수도 있다. 문제는 그 한두 시간동안 어느 정도의 강도로 운동을 했느냐이지 운동복을 얼마나 오랫동안 입고 있었느냐가 중요한 것은 아니라는 말이다.

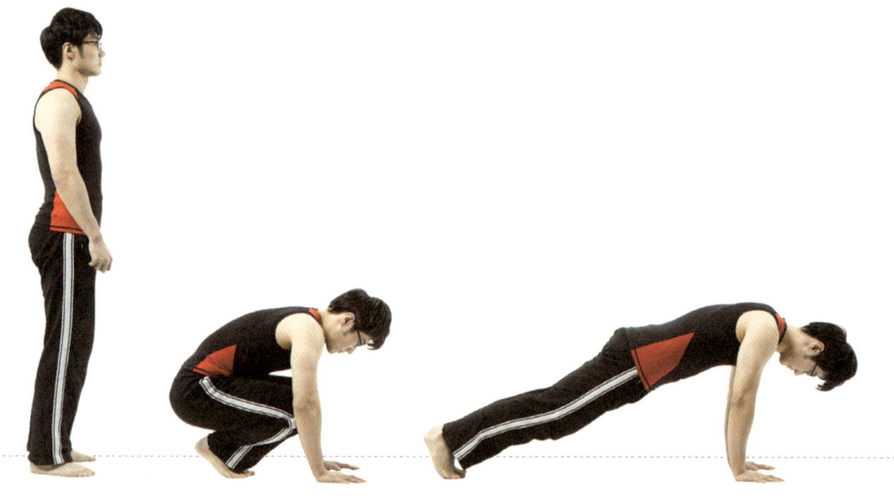

단 1분을 하더라도 운동이 되게끔 적당한 강도를 가지고 하는 것이 도움이 될 것이다. 그런 의미에서 볼 때 짧은 시간 안에 최적의 운동 강도를 유도할 수 있는 가장 좋은 맨몸 운동이 바로 버피 테스트디. 횟수를 늘려 나가는 방법도 좋고 시간을 늘려 나가는 방법도 좋다. 좋은 식재료는 어떻게 조리해도 좋은 맛을 내는 법이다. 결국 좋은 운동법은 어떤 식으로 접근해도 실제로 하기만 한다면 좋은

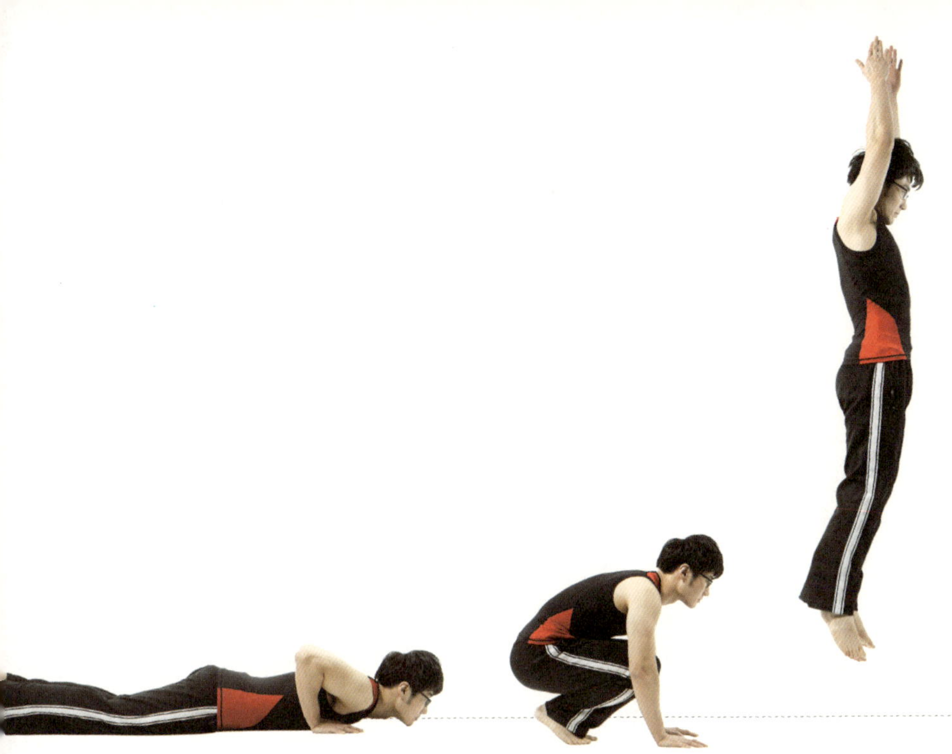

결과를 얻을 수 있다. 시간 없는 형제들이여, 케틀벨조차 흔들 시간
이 없다면 이제부터 버피 테스트를 하자!

사십대
운동에서
꼭 기억할 것

좋은 운동을 하든 좋은 음식을 먹든 우리 형제들의 몸은 예전처럼 신속하게 피드백을 해주지 않을 것이다. 안타깝고 서글픈 일이다. 반가운 소식은 아니지만, 오히려 진중하게 자신의 몸을 들여다보기에 좋은 나이가 되었다고 생각할 수도 있다. 조금만 불씨를 지펴도 활활 타오르던 소년 시절에는 결코 보이지 않던 신체를 바라보는 진중한 시각이 형성되기에 좋은 시기이기 때문이다. 젊은 시절만큼 혹은 젊은 시절에도 이뤄보지 못한 좋은 몸만들기는 형제들이 생각하는 것만큼 늦지 않았다. 그러나 더 미룬다면 희망은 없다. 안타깝지만 우리의 미래는 오십대, 육십대이기 때문이다. 기회는 점점 줄어들고 있다.

인터넷을 비롯한 많은 매체에 수없이 많은 정보들이 흘러넘쳐나고 있다. 우리를 유혹하는 온갖 정보의 바다 위를 떠다니는 우리들에게 사람들은 불혹이라 부른다. 여러 가지 흔들리지 말아야 할 것들이 즐비지만, 운동에 관한 한 필자는 이 한마디로 혼란의 방점을 찍고 싶다.

"보상의 수레바퀴는 천천히 돈다!"

보상의 수레바퀴는 천천히 돌지만, 한 번 돌기 시작한 바퀴는 작은 돌부리나 낮은 언덕을 만난다고 쉽사리 멈추지 않는다. 불혹의 운동은, 불혹의 신체 단련은 이와 같아야 한다. 아닌 줄 알면서도 몇 주 완성, 몇 개월 완성이라는 말을 들으면 혹시나 하는 기대를 갖게 되는가? 잡다한 지식과 트렌드에 치우친 운동에 솔깃하기보다는 형제들 자신을 믿고 꾸준하고 뚝심 있게, 단순하고 확고부동하게 정진해야 한다. 우리는 불혹이다. 사십대다. 인생 최고의 젊음과 체력으로 돌아갈 수 있는 원웨이 티켓을 잡을 수 있는 기회는 더 이상 많지 않다. 아닌 것에 흔들릴 시간이 없다.

강한 남자가 되기에
충분한 나이

이제 막 운동을 시작하려는 사십대 형제들이 필자에게 꼭 물어보는 질문이 있다. "대체 이 운동을 얼마나 하면 될까요?" 참으로 막연한 이 질문 속에는 여러 의미가 내포되어 있다. 얼마나 운동해야 뱃살이 빠질까요? 혹은 얼마나 운동해야 근육이 생길까요? 얼마나 운동해야 체력이 좋아질까요? 등등. 그 중에서도 '얼마나 운동해야 머리가 날까요?'라는 질문은 특히 필자를 울컥하게 만든다.

'운동을 얼마나 하면 될까요?'라는 질문에는 지금 현재 상태를 어떻게든 개선해보고 싶다는 마음이 간절하게 담겨 있는 것도 사실이지만, 지금껏 상담을 해본 필자의 경험에 따르면 이미 듣고 싶은 답을 정해놓고 질문하는 경우가 50%, 자신에 대한 근거 없는 확신에 가득 차서 묻는 경우가 50%이다. 하지만 이 질문에 한마디로 시원하게 답해줄 정답은 없다. 형제들이 가지고 태어난 유전적인 체질이나 현재 '망가짐'이 진행된 상태에 따라, 트레이닝을 받을 수

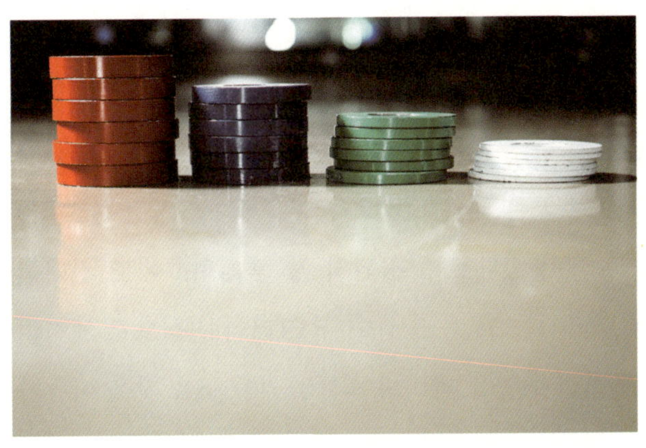

있는 시간을 낼 수 있는지 혹은 운동을 하려는 의지가 얼마나 확고한지 등에 따라 달라지기 때문이다. 같은 시기에 운동을 시작하고, 같은 시간을 투자해도 결과는 여러 요인에 따라 천차만별일 수밖에 없다. 그러니 '얼마나 하면 될까요?'라는 막연한 질문을 하기 전에 운동을 해서 '어디까지 가고 싶은지', 스스로 정한 운동 목표가 선행되어야 한다.

알 수 없는 의기소침함, 근거 없는 자신감 언저리에서 방황하는 사십대 형제들에게 운동의 목표를 어디까지 생각하느냐고 물으면 답은 뻔하다. '나는 뱃살만 빼면 됩니다, 나는 체력이 좀만 좋아지면 그걸로 충분합니다, 내 나이가 몇인데……'와 같은 말로 방어막을 두른다. 그런데 가슴에 손을 얹고 한번 생각해보자. 정말 그 정도에 만족하는가? 형제들 자신에 대한 기대치가 진짜 그 정도인가?

　약간의 의지를 가지고 운동과 활동지수의 경계를 줄타기하는 정도의 움직임으로 체중감소 혹은 약간 개선된 정도의 체력을 얻었다고 가정해보자. 그 정도 수준에서 만족하고 그 정도만 유지하면서 지내고 싶은가? 우리 몸은 몇 달 간 노력해서 체중이 약간 줄고, 근력이 좀 생겼다고 해서 그대로 고정되지 않는다. 하루에도 컨디션에 따라 몇 번씩 달라지는 게 우리 몸이다. 그러니 진심으로 체력의 개선을 원한다면 전진할 곳을 바라봐야지 물러설 곳을 찾을 이유가 없다. 사십대 형제들이 기왕에 운동을 시작해야겠다고 마음먹었다면 '강한 육체와 유연한 사고를 위해 운동하라'고 강요하고 싶다.

　왜 운동을 하려는 겁니까, 라고 묻는다면 뭐라고 답하겠는가? '현재 내 모습과 상태가 만족스럽지도 않고……, 바람직하지도 않아서……'라는 식으로 얼버무리지 마시라. 스스로를 과소평가할 필요가 전혀 없다. 지금 당신의 의지가 강한 육체로 거듭나기 위한 마지막 기회다. 그러니 형제들이여, 축 처진 뱃살과 이별하기 위해서라든지 몇 계단만 올라도 숨이 차는 저질체력에서 벗어나기 위해서 운동을 하는 것보다는 좀더 높이, 멀리 보시기 바란다.

　사십대는 노인이 아니다. 다소 극단적으로 들릴 수도 있겠지만, 강해지기 위해 운동하겠다는 목표를 잡는다면 처진 뱃살 빼기나 약해진 체력 개선과 같은 작고 소박한 목표들은 부수적으로 당연히 해결된다. 덤으로 따라오는 원 플러스 원 같은 것이다. 사십대! 아직은 강한 힘에 욕심을 내도 괜찮다. 당신도 충분히 강한 남자가 될 수 있다. 그러니 제발 '운동을 얼마나 하면 되느냐?'라고 묻지 마시고 '어떻게 하면 강해질 수 있느냐?'라고 질문해주기 바란다. 다음 장에서는 본격적으로 그 질문에 대한 답을 드리겠다.

3장

合

-

몸을 일으키다

-

힘과 스태미나,
절정의 초강력 운동

형제들이 나아가야 할 방향을 정했다면 이제부터는 차근차근 배워서 행동으로 옮길 때가 되었다. 우리는 사십대다. 원숙한 존재이자 방황하는 존재, 젊지만 어리지 않은 존재, 변화에 반응해야 하지만 변화가 가장 두려운 존재다. 그러니까 사소하게 흔들리지 않고, 누가 봐도 가치와 효과 면에서 의심의 여지가 없는 확실한 길을 선택해야 한다. 뜬금없겠다 싶기는 하지만 형제들이 공감할 만한 공식을 하나 짚고 넘어가겠다.

　　기－승－전－정력!!!

노골적으로 정력에 목매는 남자들만의 이야기라고 치부하기에는 우리가 원하는 핵심에 너무나 잘 맞다. 그래서 형제들도 당연히 공감하시리라 믿는다. 정력이라는 말에는 단순히 섹슈얼 파워만이 아니라 여러 의미가 들어 있다. 우리는 의식과 무의식을 육체라는 그릇에 담고 살아가는 존재들이다. 남성이라는 동물은 물론 각기 다른 가치를 가지고 인생이라는 바다를 항해하는 존재들이지만, 종의 특성상 유전적으로 각인된 집단 무의식에서 어느 정도 자유롭지 못한 존재들이기도 하다.(이것은 여성도 마찬가지이다.)

필자의 지인 중에 종합격투기 선수가 있다. 시원시원한 성격에 외모도 좋아서 방송에도 종종 나오는 친구인데, 모 방송국의 커플 매칭 프로그램에 출연한 적이 있었다. 출연한 남녀는 나이와 이름 정도만 정보가 공개될 뿐, 각 출연자의 신상에 대해서 공개가 되지 않았다. 재미있는 것은 남자들이 대기하는 숙소를 촬영한 장면에서 한방에 모여 있는 출연자들 중 이 친구가 차지하고 활동하는 면적이 가장 넓었다는 것이다. 사회적 존재의 요소가 지워진 그냥 수컷들만 모여 있는 집단에서 육체적 능력을 파악하는 동물적인 감각이 우리에게 아직 남아 있고, 자연스럽게 그것에 따라 서열이 정해지는 남성들만의 무언의 룰을 보여준다고 생각한다.

다소 극단적인 사례다 싶기도 하지만, 남성들에게는 결코 사소한 문제가 아니다. 육체적 능력이 근거 없는 자신감을 가져다주기도 하고, 이유 없이 주눅 들게 한다는 것을 형제들도 한 번쯤은 경험해봤을 것이다. 우리의 의식과 신체가 따로 떨어져 있지 않고 맞닿아 있기 때문이다. 의식의 긍정적인 능력을 바깥으로 확장시키는 가장 쉬운 방법은 신체능력을 향상시키는 것이다. 각자 자신의 가치에 맞는 운동을 선택해서 꾸준히 정진한다면 그보다 좋을 수 없겠지만, 우리의 현실은 신체활동마저도 생활을 영위하기 위한 자기관리나 자기계발의 개념으로 접근할 수밖에 없으니 안타깝기 그지없다. 이렇게 된 이상 가장 필요하고 원하는 것을 가장 단순한 방법으로 얻는 쪽으로 방향키를 잡는 것이 현명하다.

힘(strength)과 스태미나stamina는 의미가 조금 다르다. 필자가 소개할 운동은 에너지적인 요소까지 포함한 스태미나를 키우는 것이 목표이고, 힘은 목표에 닿기 위한 방법이자 추진체라고 생각하시면 되겠다. 힘을 키우는 과정은 여러 가지 신체활동 전반에 영향을 주는 코어이자 구체적인 종목의 스포츠를 수행하는 데 가장 좋은 양념과도 같다. 힘을 키우는 과정을 통해 형제들의 스태미나는 자연스럽게 향상될 것이고, 그렇게 향상된 스태미나는 의식을 바꾸는 원동력이 될 것이며, 삶을 바라보는 관점 역시 바뀌게 될 것이다. 단순히 체력을 키우는 것에서 그치지 않고 삶의 관점까지 달라지는 이 신세계를 경험해보고 싶지 않은가? 이 모든 변화는 하나의 출발점에서 시작된다.

앞에서 여러 차례 강조해온 운동인 스쿼트squat와 데드리프트dead lift를 배울 때가 되었다. 본격적으로 배우기 전에 스쿼트와 데드리프트 운동으로 얻을 수 있는 강력한 파워에 대해 아직도 믿음이 부족한 형제들을 위해 몇 마디만 더 하겠다. 무게를 들고 혹은 맨몸으로 앉았다 일어서기, 바닥에 놓인 바벨 들어올리기처럼 단순해 보이는(하지만 실제로 배워보면 결코 단순하지 않은) 형태의 운동을 이렇게까지 강조하고 또 강조하는 이유는 거두절미하고 딱 하나! 이 운동들이 주는 놀라운 효과 때문이다.

고관절을 중심으로 강력하게 상체와 하체를 움직이는 것은 운동 역학적으로 우수하다는 말 이상의 가치가 있다. 한 번에 관절을 한 개 움직이는 것보다는 관절을 두 개 움직이는 것이 더 효율적이라는 데 동의하시리라 믿는다. 이러한 움직임들은 기능적으로도 우수할 뿐만 아니라, 남성을 남성답게 만드는 호르몬을 뿜어내는 펌프 같은 운동이다. 사십대 형제들은 이제 소년 시절로 다시 한 번 돌아갈 수 있는 원웨이 티켓 앞에 서 있는 것이다.

스쾃트

그동안 필자의 이런저런 잔소리를 열심히 읽으며 여기까지 오셨다. 이제부터는 본격적으로 운동을 배워보자. 그 첫 타자는 바로 스쾃트! 앞에서 좀더 강력한 자극을 위해 무게를 실어서 하는 스쾃트를 강조했다고 곧바로 바벨에 중량 원판부터 끼워넣는 형제들이 있다

맨몸 스쾃트 기본 자세

정면

면, 불끈하는 욕망을 잠시 가라앉혀주시기 바란다. 스콰트는 보기보다 간단하지 않은 운동이라 짚고 넘어가야 할 부분이 많다.

중량 원판을 끼우려는 성급한 생각을 일단 접어두시고, 과연 스콰트를 제대로 해내기 위한 올바른 가동범위가 나오는지부터 점검해보자. 그 첫 단계는 부담 없이 맨몸으로 스콰트를 할 수 있는지부터 보자. 아니, 맨몸으로 앉았다 일어설 수 없는 사람이 어디 있냐고 생각하시는 형제들! 기본자세의 기준을 엄격하게 제시했을 때, 통과할 수 있는 사십대 형제들은 생각보다 많지 않다.

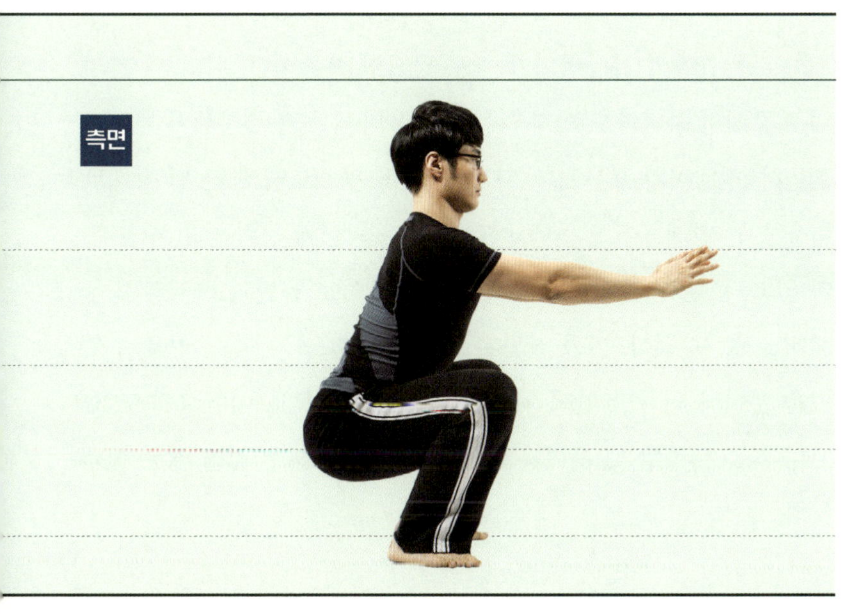

맨몸 스콰트를 정확하게 수행할 수 있는지 체크해보자.

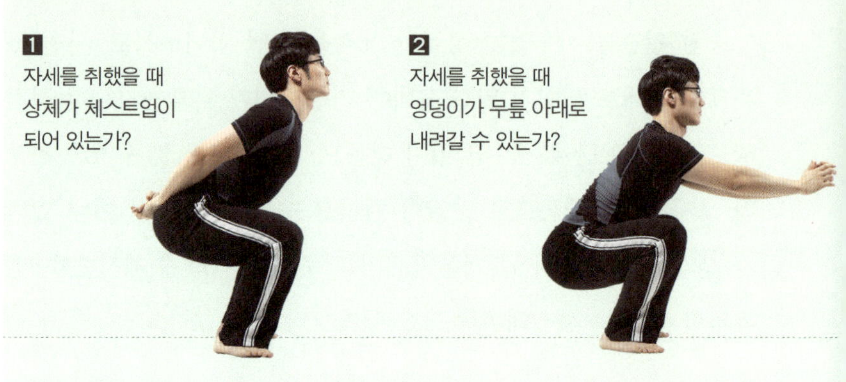

스콰트는 관절의 가동범위가 매우 중요한 운동이다. 위의 세 가지 기준 중에서 하나라도 되지 않는다면 올바른 스콰트 자세가 나오기 힘들다. 엉덩이가 무릎보다 위로 들린 채 체스트업도 안 된 상태로 힘을 쓰는 형제들이 있는데, 이런 자세로는 상체 근력을 전혀 쓸 수가 없다. 무릎을 안으로 모아서 앉는 형제들도 골반과 하체의 힘을 제대로 쓸 수 없다. 이런 잘못된 자세로는 힘을 쓸 수도, 키울 수도 없을 뿐더러 의욕만 앞서 억지로 하려다 부상으로 이어질 수도 있으니 처음 시작할 때 올바른 자세를 제대로 익히는 것이 매우 중요하다.

3
자세를 취했을 때 무릎이
앞뒤(직각에서 발끝 쪽으로)로
움직일 수 있는가?

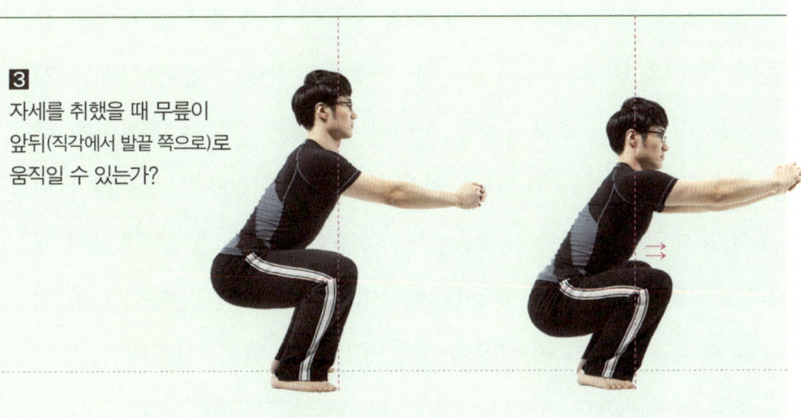

- 잘못된 스쿼트 자세 -

X
엉덩이가 무릎보다 위로 들린 채,
체스트업도 안 된 상태로
힘을 쓰는 자세

X
무릎을 안으로 모아서 앉은
상태로 힘을 쓰는 자세

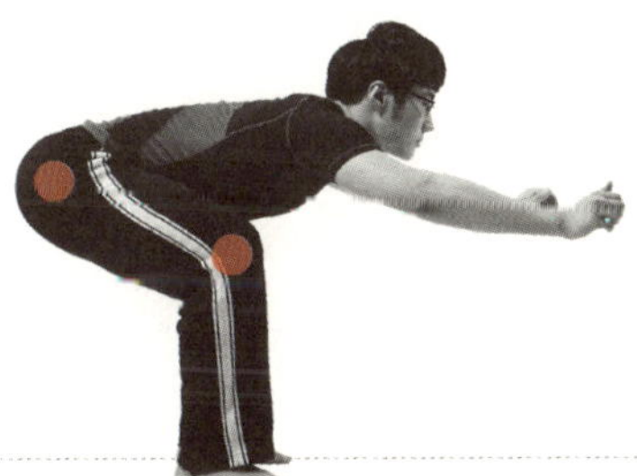

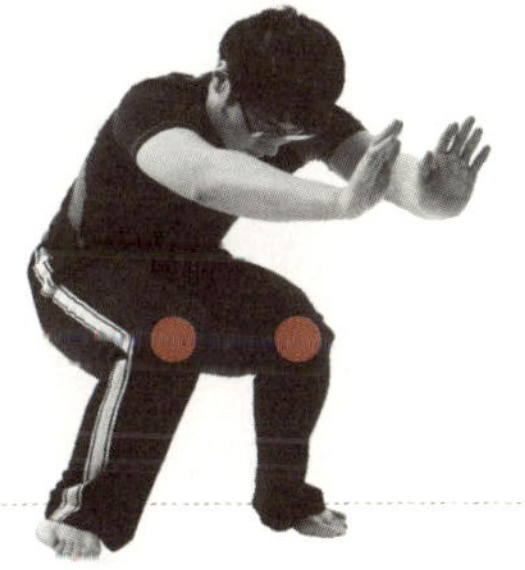

잔소리처럼 생각되겠지만 여기서 자세에 대한 이야기를 좀 하고 넘어가야겠다. 간혹 형제들 중에 무게 증량에 유독 집착을 보이는 분들이 있는데, 무게가 아닌 올바른 자세에 집착해야 한다. 특히 이제 운동을 시작하는 초보자들은 더더욱 그렇다. 그래야 안전하게 운동을 할 수 있을 뿐 아니라 무게가 주는 스트레스로부터 우리 신체가 통합적으로 적응할 시간을 갖고 충분한 경험을 쌓을 수 있기 때문이다. 통합적인 신체 발달을 이루어야만 상황의 변화에 따른 신속한 대처가 가능하고, 실생활에서 써먹을 수 있는 '실전의 힘'으로 완성되기 때문이다. 따라서 힘이 남아돌아도 무게를 올릴 것이 아니라 충분히 컨트롤할 수 있는 무게를 가지고 정확한 자세로 효율적인 동작을 해내는 것이 더 중요하다. 빠르게 가지 않더라도, 무거운 무게가 아니라도 다치지 않고, 아프지 않고, 천천히 무게에 적응하면서 바른 자세로 하려는 노력을 반복하는 사이 이미 형제들의 몸은 변하고 있을 것이다.

스쾃트는 아주 강력한 힘을 키울 수 있는 운동이지만, 운동의 첫 단계는 유연성을 확보하는 것이다. 좋은 가동범위는 좋은 자세를 만들어내고, 좋은 자세는 좋은 구조를 만들어낸다. 좋은 구조를 만들기 위해 유연성을 좋게 하는 운동을 따로 할 수도 있겠지만, 자신이 가동할 수 있는 범위 내에서 스쾃트 기본자세 연습을 꾸준히 하다 보면 좋아지기도 한다.

STEP 1
바르게 서기
→
STEP 2
짚어지기
→
STEP 3
상체 잠그기

STEP 4
앉기
→
STEP 5
일어서기
→
STEP 6
스콰트 완성

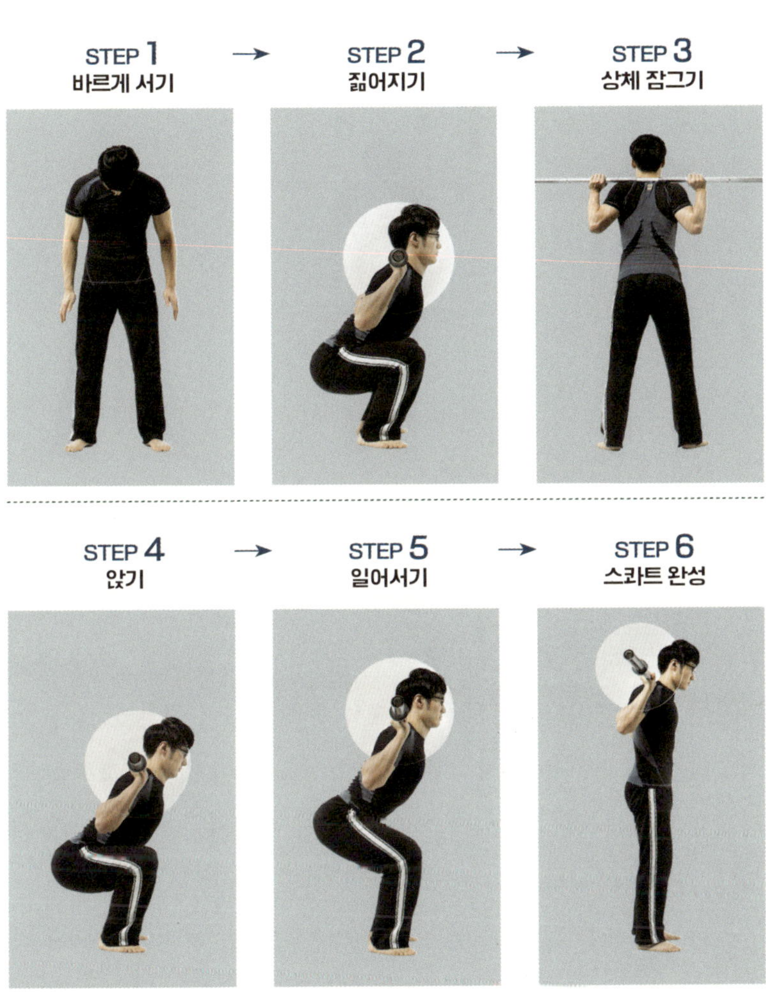

이제, 본격적으로 바벨 앞에 서서 해보자.

Step 1 바르게 서기

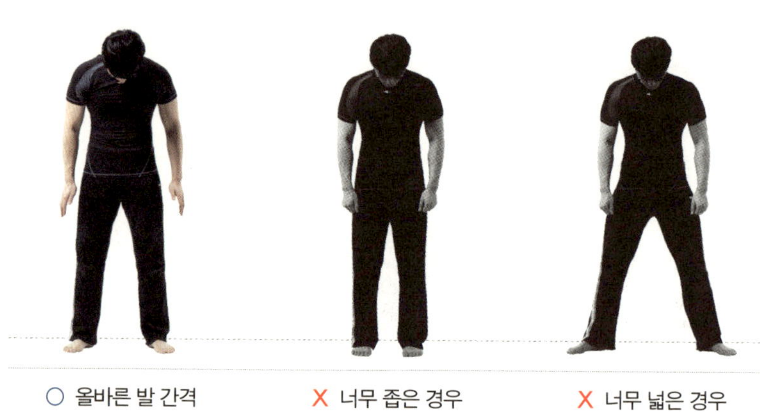

스콰트는 서서 시작해서 서서 끝나는 운동이다.

스콰트를 하는 과정 전반에 걸쳐 의식적으로 신경을 써야 하는 부분이 발 간격이다. 되도록 불필요한 움직임 없이 곧바로 설 수 있게 자신만의 간격을 체화해야 한다. 무게를 짊어지고 주춤주춤 발 간격을 확보하려고 망설이는 사이에 힘과 에너지는 계속해서 소진된다는 점을 명심하자.

스콰트 자세를 취할 때 서는 발 간격은 운동을 하는 사람들에 따라 천차만별이다. 복잡하게 설명하자면 자신의 흉곽 넓이에 자신의 발바닥 볼 넓이만큼의 폭을 더 벌려서 선다. 서보시면 알겠지만 대체적으로 자신의 어깨너비 정도이다. 이 간격을 정확하게 인지하는 것은 매우 중요하다. 맨몸 스쾃가 아닌 대부분의 스쾃는 시작부터 끝까지 무게를 짊어진 상태로 운동을 하기 때문이다. 몇 회를 실시했느냐, 어느 정도 무게로 실시했느냐가 중요하지 얼마나 오래 들고 있었느냐는 중요하지 않다. 그러므로 운동 효과를 높이려면 동작이 절제되고 간결해야 유리해진다.

Step 2 짊어지기

흔히 바벨 스쾃는 하체운동이라고 많이 알려져 있다. 물론 틀린 말은 아니지만 막상 해보면 생각이 조금은 달라질 것이다. 견고한 상체 구조를 만들어야 동작이 완성되기 때문이다. 스쾃는 바벨을 상체 뒤쪽에 짊어지고 실시하는 운동이다. 바벨을 얹어 놓는 위치에 따라 크게 하이바high bar 스쾃, 로바low bar 스쾃로 분류된다.

우리가 알고 있는 일반적인 스쾃의 형태는 하이바 스쾃에 가깝다. 바벨을 짊어지는 위치는 되도록 정확할수록 좋다. 바벨을 짊어지는 형태에 따라 운동을 하는 전체 지세가 달라지기 때문이다.

한 가지, 짚고 넘어가야 할 점이 있다. 일반적으로 하체운동으로 알

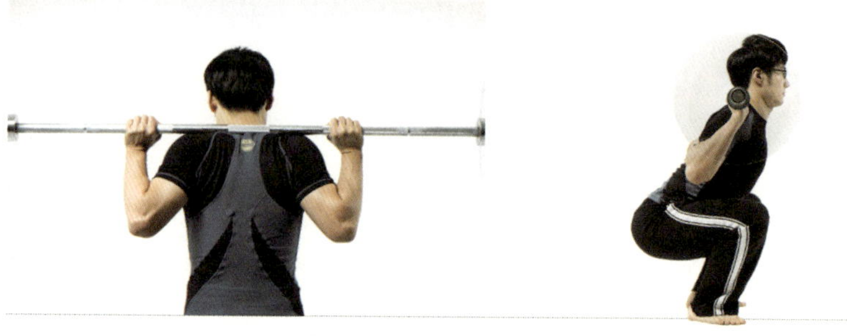

하이바 간격과 풀 스콰트 자세

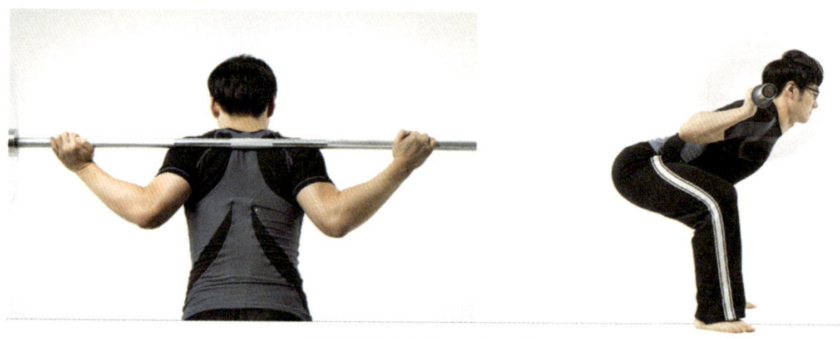

로바 간격과 풀 스콰트 자세

고 있는 스콰트의 구조 중 중량과 가장 밀착되어 있는 부분은 견갑대와 목의 중간 부분이다. 다시 말하면 스콰트를 실시할 때 중량을 이겨내기 위한 일차 방어선이 되는 최전방은 하체가 아니라 상체라는 말이다. 상체(허리)의 안정성이 보장된 형태에서 다리의 힘만으로 무게를 밀어내는 '레그 프레스Leg Press'로 무게를 밀어보면 스콰트보다 훨씬 많은 무게를 안정적으로 밀어낼 수 있다. 스콰트를 실시할 때 하체의 힘이 없어서 무게를 들지 못하는 경우는 의외로 많지 않은 걸 보면 스쿼트 자세에서 상체의 견고함을 만들어내는 것은 매우 중요하다. 이어서 상체의 견고함을 만들어내는 자세와 구조에 대해서 알아보자.

Step 3 상체 잠그기

견고한 상체의 구조를 만들기 위해서는 첫째, 자신에게 맞는 그립 간격부터 알아야 한다. 그립 간격이란 양손으로 바벨을 잡는 자신에게 최적인 손 간격을 말한다. 처음부터 자신만의 그립 간격을 바로 알 수는 없다. 견갑대 상태나 어깨의 유연성에 따라 간격이 달라질 수밖에 없기 때문이다. 일단 처음에는 편안하고 넓게 간격을 잡고 준비를 한다. 그 다음에 양손을 서서히 좁혀준다. 이때 주의할 점은 양손이 목을 중심으로 동일한 비율로 좁아져야 한다는 것이다. 양손의 위치가 다르면 같은 무게의 바벨도 균형이 틀어지기 때문이다.

상체의 견고한 구조를 만들기 위해서는 그립 간격을 자신의 견갑대와 어깨 유연성의 한도 내에서 되도록 좁고 타이트하게 잡는다. 어느 한도까지 좁게 잡아야 하느냐에 대한 일반적인 기준은 존재한다. 그립 간격의 한계점은 손목이 수평을 유지할 수 있는 범위

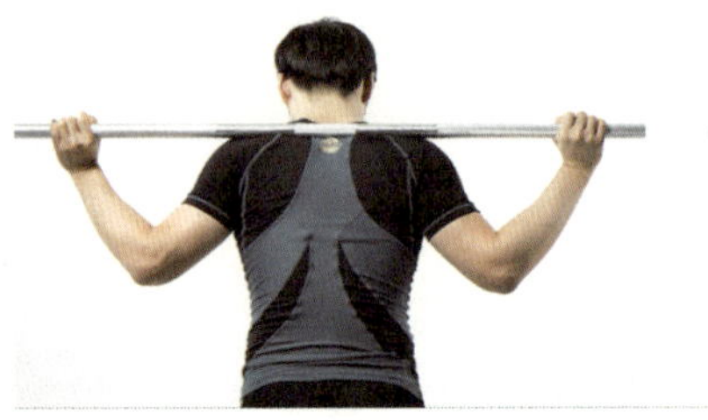
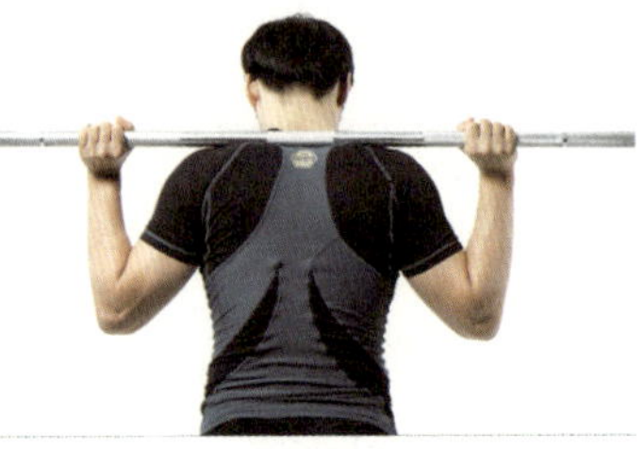

편안하게 잡은 후, 좁혀준다

그립 완성

에서 최대한(손목이 꺾이기 직전까지) 좁혀준다. 견갑대와 어깨의 견고함을 높이기 위해 간격을 좁게 잡을 수 있다면 좋겠지만, 그렇다고 손목이 꺾이는 것을 무시하고 무리하게 잡을 필요는 없다. 무리한 그립은 필연적으로 손목 부상을 동반하기 때문이다. 손목은 작은 관절이라 한 번 상하면 고질적인 부상과 통증으로 이어질 수도 있으므로 절대 손목이 꺾이게 잡아서는 안 된다.

자신의 그립 간격을 찾았다면 상체의 견고함을 만들어낼 수 있는 포지션은 확보한 셈이다. 이제 팔꿈치를 독수리가 날개를 펼치듯 올려주며 견갑대를 안쪽으로 조여주면 스쾃 상체 포지션은 완성된다.

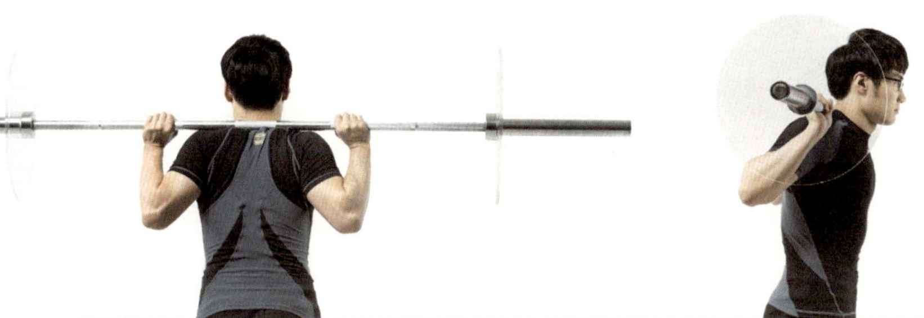

상체 포지션 완성(견갑대 조이기)

앉기

바벨을 짊어지고 무게를 이겨내기 위한 1차 방어선인 상체의 견고
함을 완성한 상태에서 본격적인 스쾃트가 시작된다. 되도록 동작을
간결하게 하는 것이 힘을 조금이라도 아껴서 횟수를 늘릴 수 있다.
주춤주춤하며 자세를 잡는 데 시간을 낭비하지 않으려면 자신의 발
간격을 충분히 숙지하고 있어야 한다.

 탄탄하게 확보한 상체의 구조를 유지한 상태로 천천히 앉기를
시도해보자. 절대 급하게 내려가지 않는다. 중량을 짊어진 무게에
자신의 체중까지 합쳐진 상태에서 급하게 앉는 속도까지 가세한다
면 같은 무게라도 훨씬 더 무겁게 형제들을 짓누를 것이다. 내리막
길에서 아주 살짝 브레이크를 밟으며 자동차를 운전하는 느낌으로
내려가면 적당하다. 이때 상체의 타이트함이 느슨해지지 않게 계속

유지해야 한다.

앉는 깊이에 대해서는 여러 가지 이견이 많지만, 일단 엉덩이가 안으로 말려 들어가지 않게 한다. 엉덩이가 말리면 하체의 힘을 제대로 쓸 수가 없기 때문이다. 간혹 발생하는 허리 부상 때문에 스쾃트를 위험한 운동으로 인식하는 경우가 많은데, 신체 불균형이나 무리하게 무게를 올려서인 경우를 제외하면 대부분 척추기립근(척추에 길게 붙은 섬유다발 같은 모양의 근육으로 허리를 지탱)의 긴장이 풀린 상태에서 발생한다. 따라서 스쾃트로 앉는 자세에서 엉덩이가 말려 들어가지 않고 살아 있는 것이 매우 중요하다. 그러니 어느 정도 깊이까지 스쾃트를 해야 하는가에 대해서는 "각자의 유연성에 따라

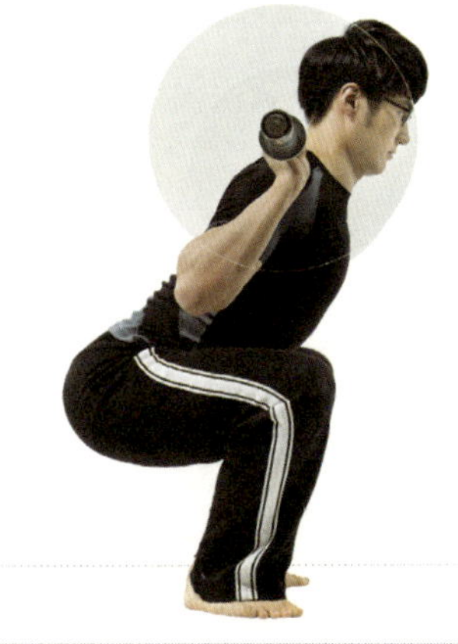

○ 올바른 앉기 자세

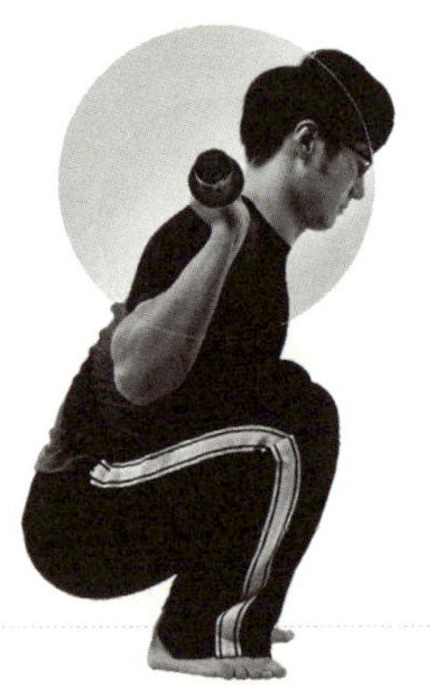

X 엉덩이가 말려들어간 잘못된 자세

사람마다 다르다"라고밖에 말씀드릴 수가 없다. 다만 유연성이 허용하는 범위에서, 엉덩이가 말리지 않고 상체의 견고함을 유지할 수만 있다면 최대한 깊게 앉을수록 힘은 더 길러진다.

앉기 단계가 완성되었을 때 중요한 것은 무릎의 위치다. 여러 이견이 있지만 무릎의 위치는 발끝 언저리 정도가 일반적이다. 물론 역도 선수들의 역도식 풀 스쾃트 자세를 보면, 무릎이 발끝보다 상당히 많이 앞으로 전진해 있는 형태를 볼 수 있다. 이 자세는 극도의 유연성과 강력한 구조가 만들어낸 다른 종류의 스쾃트 형태라고 이해하시면 되겠다.

Step 5 일어서기

스쾃트의 완성은 '일어서기'이다. 바벨을 짊어지고 앉을 때는 내리막길에서 살짝 브레이크 밟고 운전하듯 내려갔다면, 일어설 때는 중심이 흔들리지 않게 오르막길에서 가속페달을 밟고 올라가듯 힘차게 일어선다.

일차로 대퇴사두근(넓적다리 앞쪽 근육)과 둔근(엉덩이 근육)에 힘을 집중해 바벨을 밀어 올린다. 그리고 강하게 밀어준 하체의 힘이 상체에 전이된 상태를 유지할 수 있도록 몸통과 등 위쪽의 타이트한 긴장과 구조를 유지해준다.

이때 무리하지 않는 것이 중요하다. 초보자의 경우 보통은 체중의 50%로 시작하는데, 너무 무겁다고 느껴지면 억지로 무리하게 애쓰지 말고 무게를 낮춘다. 바른 자세를 유지할 수 있는 무게로 연습하는 것이 다치지 않고 오래 운동할 수 있는 비결이다.

Step 6 스쾃트 완성

스쾃트는 한 호흡에 이루어지는 동작 중에서 가장 주의해야 할 것이 많은 웨이트트레이닝 동작이다. 올바른 자세와 몸에 맞는 무게로 시작하여 다치지 않도록 주의하자. 스쾃트는 무리하지 않고 장기적인 발전을 목표로 하는 것이 바람직하다.

대퇴사두근과 둔근에 집중하며 →

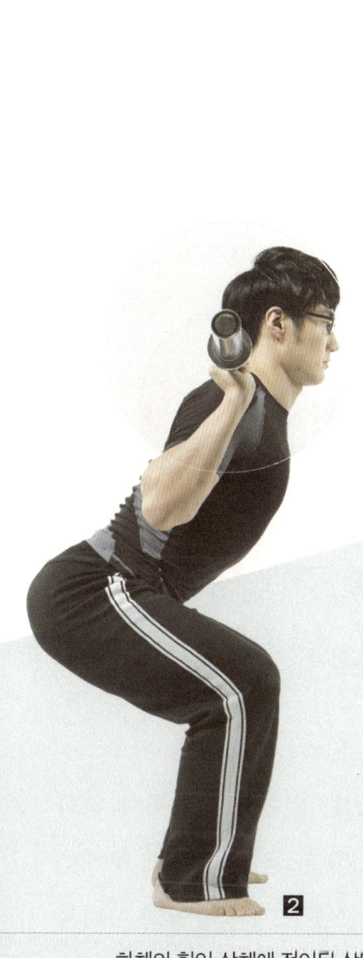

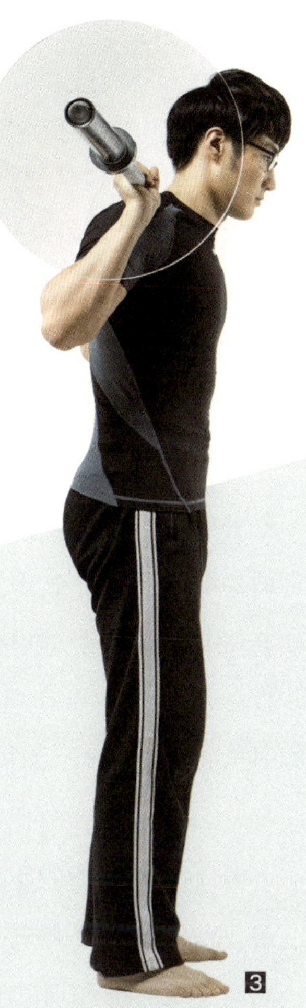

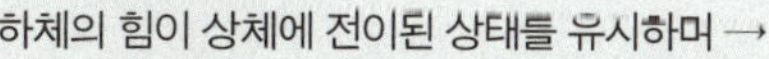

하체의 힘이 상체에 전이된 상태를 유시하며 →　　　　　　스콰트 완성

데드리프트

데드리프트는 쉽게 말하면 바닥에 놓인 물체를 들어 올리는 운동이다. 선 상태에서 허리를 바닥과 수평이 되게 숙였다가 일어서는 동작으로, 상체를 일으킬 때 팔의 힘이 아닌 하체의 힘으로 바벨을 들어올린다. 허리와 함께 엉덩이, 허벅지 근육을 강화하는 데 아주 효과적인 동작이다.

데드리프트는 스쿼트에 비해 비교적 동작이 간단하고, 랙rack(바벨 거치대)이 없이 바닥에 바벨만 세팅되어 있으면 시작할 수 있기 때문에 접근성도 쉽지만 구조상 가장 많은 중량을 다룰 수 있는 좋은 근력운동이다. 간단한 동작에 비해 동원되는 근육 군들이 매우 많으며, 특히 악력과 어깨 근육을 비롯한 상체 근육의 집중도는 스쿼트보다 더 높다. 그래서 웨이트트레이닝의 기본이자 끝인 근력운동의 가장 좋은 조합은 스쿼트와 데드리프트가 되시겠다.

바닥에 놓인 물건을 들어 올리는 행위는 인류의 운동역학 역사를 관통하는 아주 자연스러운 동작이다. 자연스러운 동작에 무게를 더해 만들어진 형태의 운동이기 때문에 스포츠 수행능력뿐 아니라 실제 생활로 전이되는 활용도 역시 높다. 잘못된 자세와 무리한 무

| STEP 1 바르게 서기 | → | STEP 2 바벨 잡기 | → | STEP 3 시작 자세 |

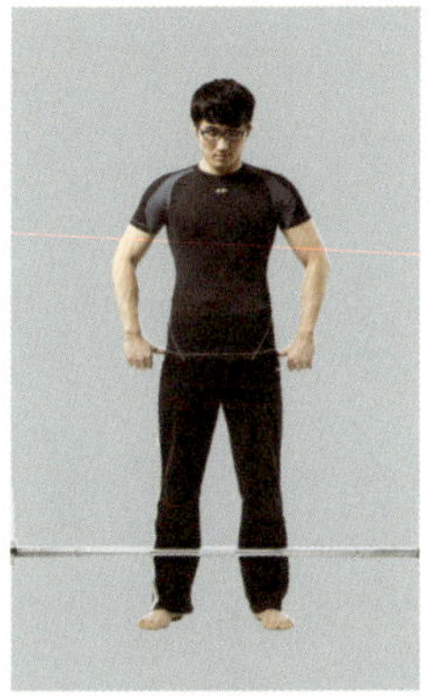

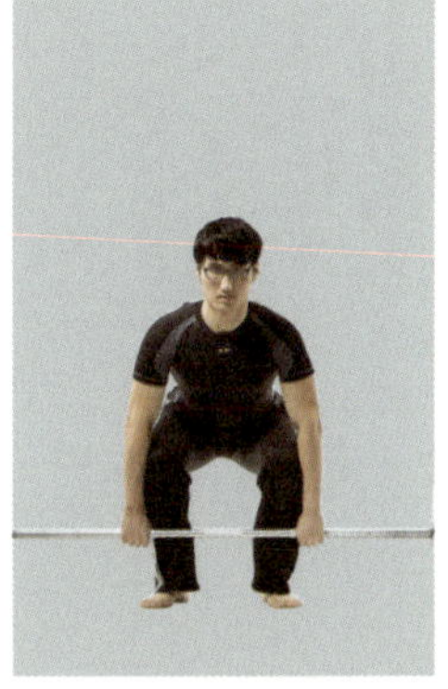

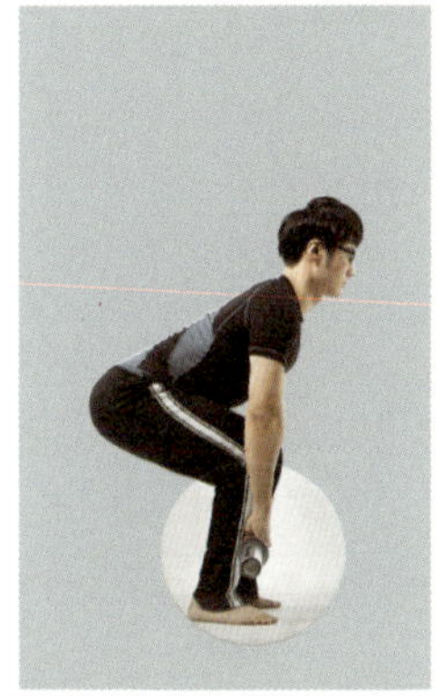

| STEP 4 들어올리기 | → | STEP 5 내려놓기 |

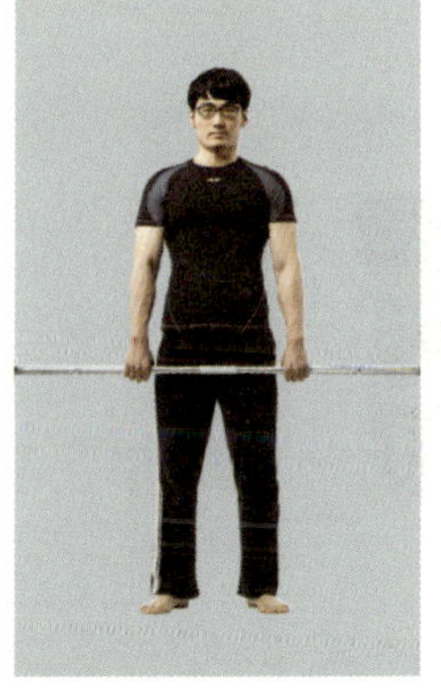

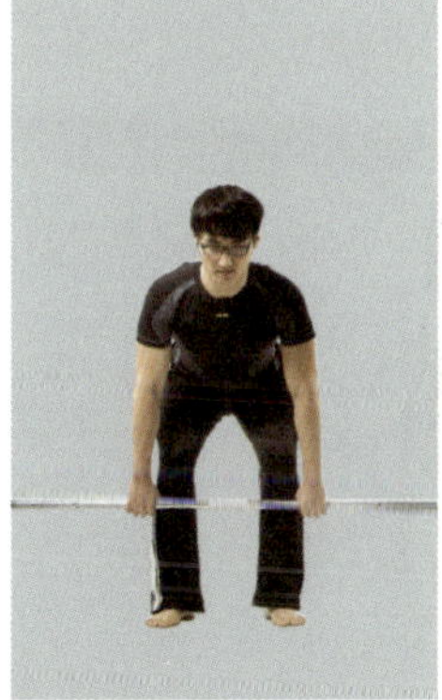

게로 허리를 다치는 경우도 종종 있으므로, 정확한 자세를 숙지하시길 바란다.

Step 1 바르게 서기

데드리프트에서 바벨의 위치는 바닥으로, 첫 포지션은 바닥에 놓인 바벨과 마주서는 것이다. 바벨과 마주설 때 고려할 두 가지는 자신과 바벨과의 간격 그리고 자신의 발 간격이다.

바벨과의 간격은 선 자세에서 바벨을 내려다보았을 때 바벨이 발등과 정강이 사이 정도에 있으면 적당하다. 바벨을 정강이에 바짝 붙여서도 하는데, 바벨이 몸에 가까울수록 무게중심인 엉덩이와 바벨 사이의 거리가 줄어들기 때문에 정강이에 닿을수록 역학적으로는 유리하지만 정강이가 까지는 고통이 발생하니 발등과 정강이

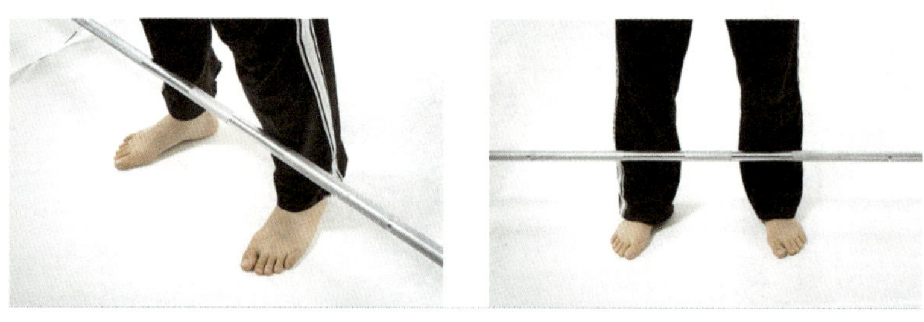

| 바벨과의 간격 | 데드리프트 발 간격 |

사이에서 재량껏 결정한다. 데드리프트의 발 간격은 보통 어깨넓이 정도면 적당하지만, 각자의 신체 조건에 따라 약간씩의 차이가 있기 때문에 자신만의 발 간격을 찾는 것이 중요하다.

Step 2 바벨 잡기

자신의 발 간격을 찾는 것이 중요한 것은 단순히 발을 편하게 벌리고 서는 문제만이 아니라, 발 간격에 따라 바벨을 잡는 그립 간격도 정해지기 때문이다. 어느 간격으로 서고, 어느 간격으로 잡느냐는 데드리프트 전체 자세를 좌우하는 문제이기에 매우 중요하다.

자신의 골반 가장 넓은 곳에 엄지손가락을 가져간다. 그 상태로 엄지손가락이 허벅지 바깥쪽을 타고 쭉 내려간다는 느낌으로, 엉덩이를 뒤로 빼면서 자세를 낮춰 바벨을 잡는다. 손의 위치는 양 무릎 바로 바깥쪽에 오게 한다. 즉 그립 간격은 발 간격보다 조금 더 넓게 한다.

자신의 발 간격에 따라 정해진 그립의 간격은 바벨을 들어 올릴 때 몸 전체의 힘이 어떻게 바벨에 전달되는가를 정하는 중요한 포지션이다. 구슬 하나하나가 실에 꿰어져 목걸이가 완성되듯, 동작 하나하나를 잘 연습하고 완성시켜 나가보자.

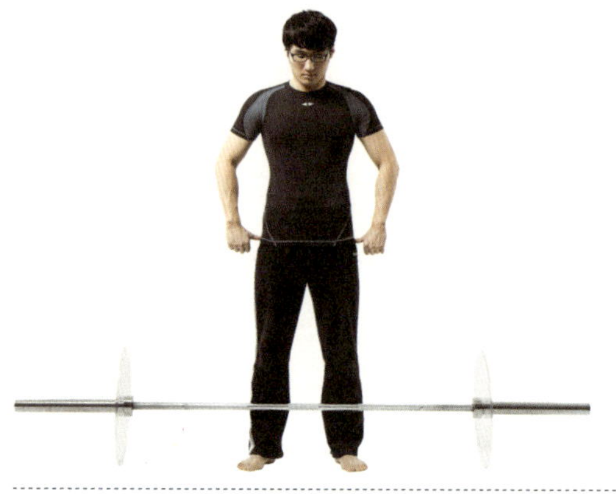

1

엄지손가락을 골반에 댄다.

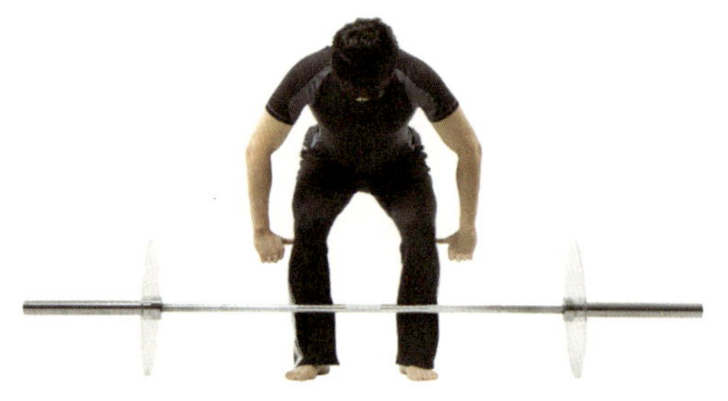

2

허벅지, 무릎, 종아리를 타고
내려온다.

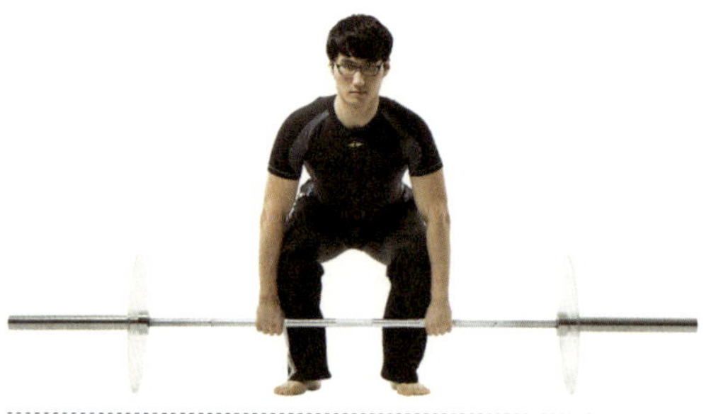

3

그 간격을 유지하며 바벨을 잡는다.

자신의 발 간격과 그립의 간격을 확보했다면 무게가 실린 바벨을 올바른 자세로 효율적으로 들어올리기 위한 시작 자세를 알아보자.

데드리프트를 등 운동으로 국한해 생각하시는 형제들에게 하고 싶은 말은 데드리프트의 시작점에 가장 가까운 신체 부위는 다리라는 점이다. 데드리프트는 전신을 이용하여 바벨을 들어 올리는 운동으로 바벨을 바닥에서 띄우는 역할을 처음 수행하는 1차 추진체는 다리다. 발목의 복숭아뼈와 무릎이 일직선이 되게끔 만들어서 엉덩이와 상체의 포지션을 잡아준다. 엉덩이의 높이가 상체의 포지션을 정해주는 핸들이 된다. 어느 정도 상체를 들어주느냐의 올바른 포지션은 상체 자체를 움직이는 것보다는 엉덩이의 높낮이로 조절한다. 시선은 자연스럽게 전방을 주시한다.

초보 형제들의 경우, 무릎이 너무 앞으로 나와서 상체가 지나치게 서 있거나, 무릎이 먼저 뒤로 빠져 엉덩이가 지나치게 들리면서 상체를 숙이는 상태로 자세를 취하는 경우가 많은데 둘 다 잘못된 자세다. 상체가 서 있으면 몸 전체의 힘을 바벨로 전이시키기 힘들다. 또 엉덩이가 지나치게 들려 상체가 너무 앞으로 숙여지면 하체의 힘을 제대로 쓰지 못하고 바벨의 무게가 허리에 집중적으로 실리기 때문에 부상의 위험이 매우 높아진다.

올바른 데드리프트 시작 자세

측면

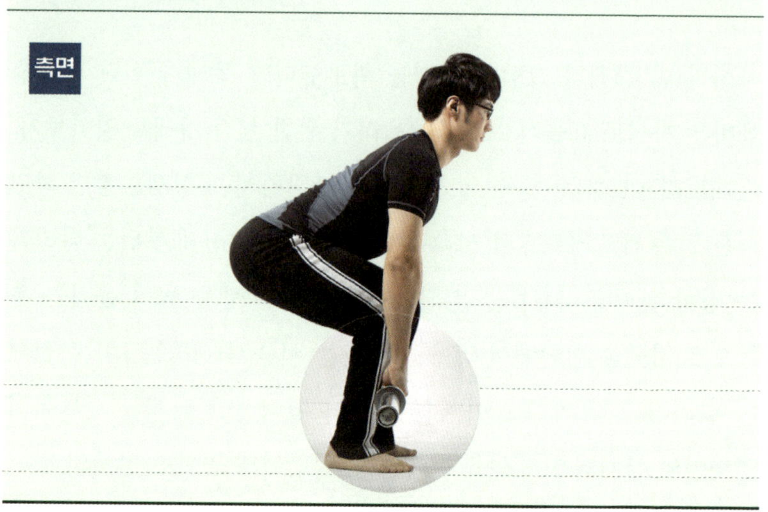

- 잘못된 데드리프트 시작 자세 -

X
무릎이 지나치게 전진

X
엉덩이가 들려 무너진 상체

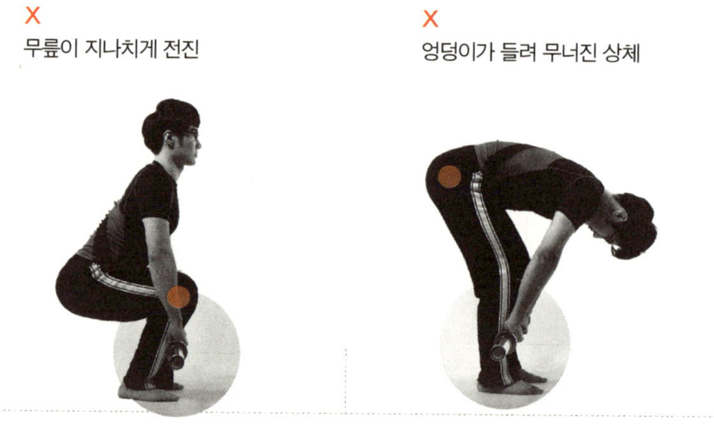

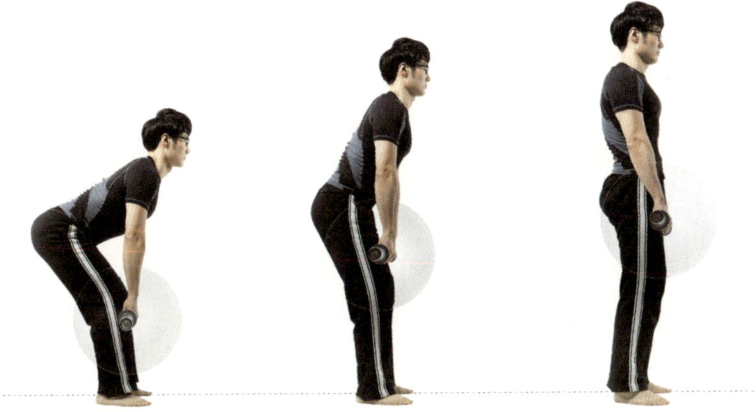

데드리프트를 할 수 있는 시작 자세까지 만들었다면 이제 들어올리기를 시도해보자. 앞에서 바벨을 들어올리는 1차 추진체는 다리라고 했다. 데드리프트를 할 때 상체는 단단한 힘을 잘 유지하는데 의외로 하체에 힘을 제대로 주지 못하는 형제들이 꽤 많다. 상체, 특히 등과 척추기립근의 탄탄한 긴장을 유지하는 것은 기본이다. 발바닥 전체로 바닥을 지그시 밀듯 힘을 쓴다. 낚아채듯 갑작스럽게 힘을 쓰는 것은 바람직하시 못하다. 바벨은 최대한 몸에서 떨어지지 않고 가까이 붙어서 들어올린다. 같은 무게라고 해도 몸에서 멀어질수록 무거워지기 때문이다.

데드리프트는 바닥에 놓인 바벨을 무릎 위 허벅지까지 들어 올리는 험난한 여정이다. 무릎 높이까지 끌어올린 바벨을 더 들어 올리는 요령은 상체를 편다는 느낌보다는 고관절을 앞으로 밀어 '차렷 자세'를 만든다는 느낌으로 들어 올린다.

Step 5 내려놓기

데드리프트는 바벨을 들어 올리는 운동이지 내려놓는 운동이 아니다. 그러므로 들어 올리는 동작이 운동으로서 의미를 갖는 것이지 내려놓은 동작은 횟수를 반복하기 위한 의미일 뿐 운동으로서의 의미는 거의 없다. 데드리프트의 내려놓는 동작은 들어 올린 동작을 마치 동영상을 거꾸로 재생하듯 실시하는 것이 가장 좋다. 단, 무릎을 넘어서면서는 자연스럽게 힘을 빼며 내려놓는 것이 가장 좋다. 무릎 아래에서도 천천히 바벨을 내려놓는 동작은 꽤 힘든 보조훈련이다. 근력을 키우는 좋은 훈련이지만, 데드리프트 자체를 반복 실행하는 데에는 쓸데없는 에너지 손실이 될 수도 있다.

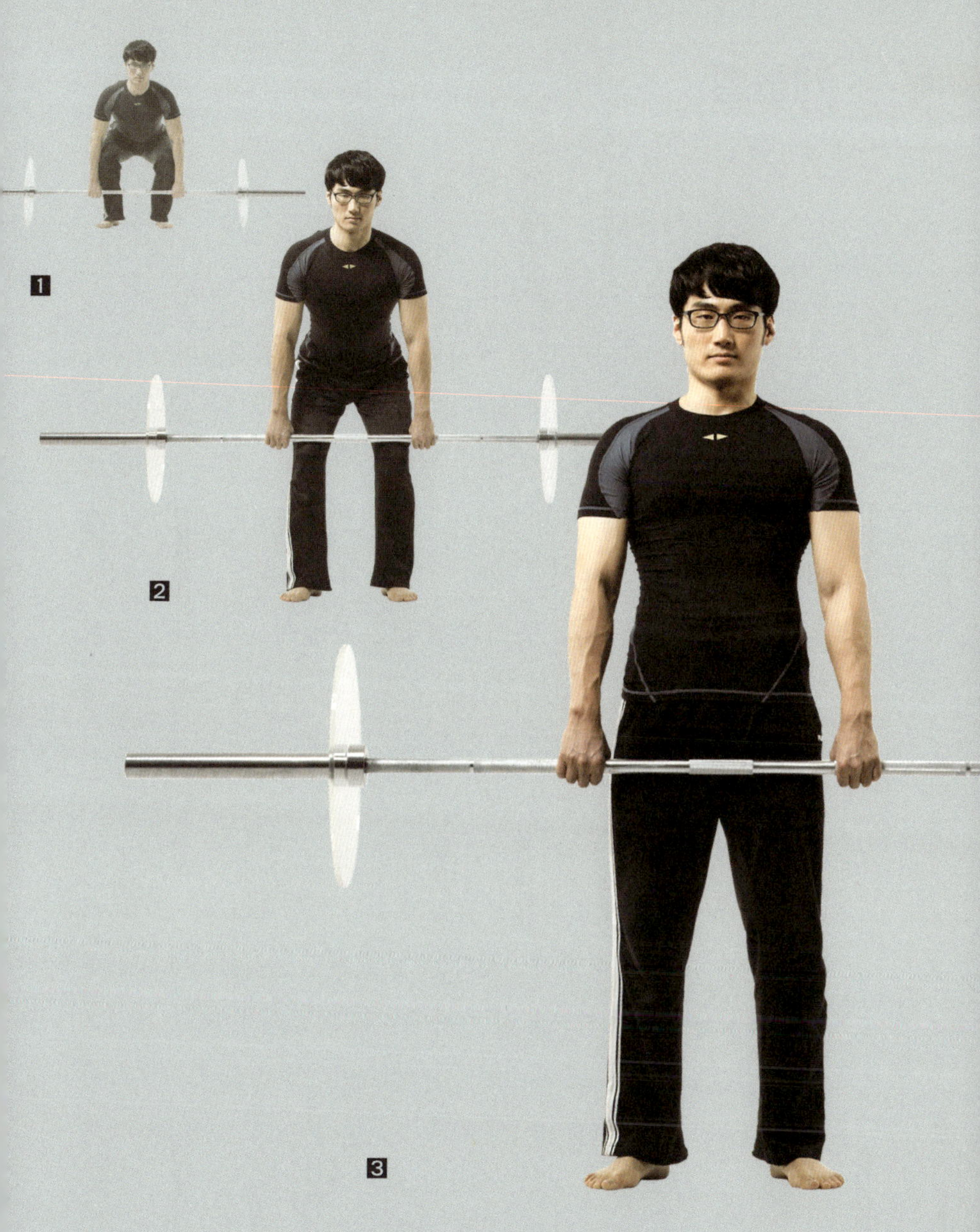

1
2
3

케틀벨

길고 긴 바벨 스트렝스 운동(strength sports, 근력운동)의 입문인 스쿼트와 데드리프트의 터널을 지나오시느라 고생 많으셨다. 지금이야 바벨이라는 기구가 동네 헬스장만 가도 흔하게 볼 수 있지만 불과 10년 전만 하더라도 흔히 볼 수 있는 기구가 아니었다. 그야말로 근대 문명이 만들어낸 발명품이자, 피트니스 계에서는 매우 혁신적인 발명품이었다. 바벨처럼 외부 무게를 규격화하고, 그것도 대칭을 유지하면서 운동을 할 수 있게 된 것은 일대 혁신이었다. 지금처럼 헬스장에서 누구나 쉽게 사용할 수 있게 된 우리의 눈에는 그 정도 가지고 무슨 혁신이냐고 생각하시겠지만, 혁신이란 언제나 혁신 이전에는 없었던 새로운 것이었다.

그렇다면 혁신 이전에는 외부 무게를 다루는 운동의 형태가 어떠했을까? 대체로 비대칭이 주류를 이루고 있었으리라는 것을 예상해볼 수 있다. 비대칭 훈련이라는 것이 언뜻 생각하기에 바벨과 같이 대칭을 이루고 훈련을 하는 것에 비해 비합리적이라고 생각되겠지만, 간단하게 좌우로 나누어 생각해보면 오른손잡이의 경우 왼손이 지니는 약점, 왼손잡이의 경우 오른손이 지니는 약점을 극명하게 인지할 수 있는 합리적인 훈련이다.

많은 문명권에서 비대칭 훈련의 역사를 찾아볼 수 있는데 중국의 석쇄공, 중동권의 주루하네가 대표적이다. 위와 비슷한 체계를 가진 운동기구가 최근에 주류 피트니스 업계로 진격을 시작했으니 그것이 바로 케틀벨kettlebell 되시겠다. 최신 트렌드처럼 포장되어 팔려나가고 있지만, 사실 바벨보다 훨씬 역사가 오래 되었으며, 오랜 시간 동안 애용되어온 운동기구다.

케틀벨은 비교적 작은 부피로 다양한 동작이 가능하고, 단순하게 무게에 따라서 다른 압박을 느끼면서 하는 운동이다. 또 다른 운동과 조합을 통해 훨씬 다양한 자극을 느낄 수 있는, 범용성이 매우

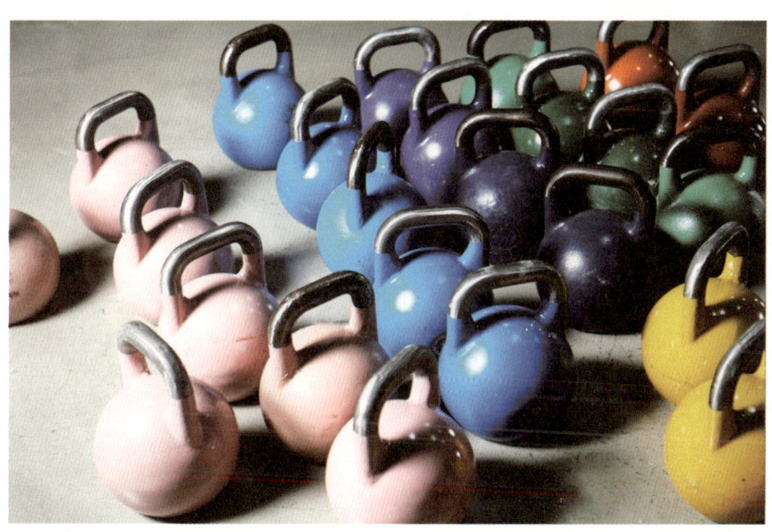

뛰어난 운동이기도 하다. 많은 공간도 필요하지 않고, 최소의 시간을 투자해 최대 효과를 낼 수 있는 경제성, 몸 전체 어느 곳 하나 사용되지 않는 곳이 없을 만큼의 효율성 등 단점은 거의 없고 장점으로 꽉 채워진 운동이 바로 케틀벨이다. 처음 케틀벨 운동을 시작할 때 중량을 어떻게 정해야 할지 적정 무게가 궁금하실 것이다. 개인차가 있으니 한마디로 정하기는 어렵지만, 초보자의 경우 평균적으로 운동 경력이 없는 형제들은 12kg, 쇳덩이 좀 들어보셨다 하는 형제들은 16kg 정도로 시작하면 적당하겠다.

그럼 지금부터 스윙, 클린, 스내치로 구성된 케틀벨 삼총사를 배워보시겠다.

케틀벨 스윙

케틀벨 스윙Kettlebell Swing은 케틀벨 운동의 기본으로 가장 일반적인 운동이다. 휘두르는 동작인 스윙은 쉽게 배울 수 있는 동작이지만 그 효과는 매우 탁월하다. 관성을 이용하여 케틀벨을 가속하면서 제어하는 동작이라 긴 시간 운동할 수도 없을 만큼 폭발적인 출력이 필요하다. 상체와 하체는 물론이고, 반복 횟수를 높이면 심폐지구력과 악력까지 상승시킬 수 있는 동작이다. 간단하고 단순해 보이지만, 주의해야 할 부분도 있기 때문에 차근차근 배워보자.

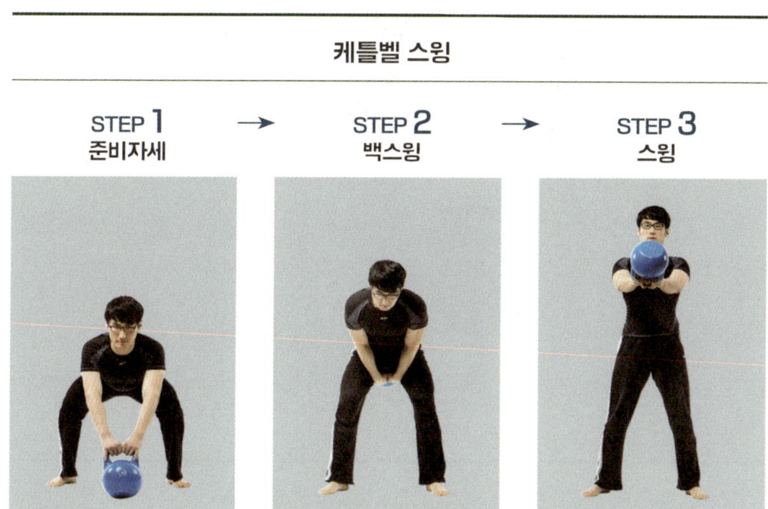

Step 1 케틀벨의 위치와 준비 자세

케틀벨 스윙을 위한 올바른 준비 자세는 데드리프트와 비슷하다. 일반적으로 알려진 것과 달리, 커틀벨은 정강이 쪽으로 당기지 않고 앞쪽에 둔다. 케틀벨의 위치는 양쪽 발끝과 삼각형을 이루는 지점이다.

데드리프트 준비 자세와 같이 전신을 이용하여 케틀벨을 들어올린다고 생각하고, 발목의 복숭아뼈와 무릎이 일직선이 되게끔 만들어서 엉덩이로 무게중심을 잡은 후 상체를 잡아준다. 허리를 구부려 상체를 숙여서 케틀벨을 잡는 것이 아니라 등을 단단하게 편 상태로 고관절을 접어서 하체를 낮춰 케틀벨을 잡는다.

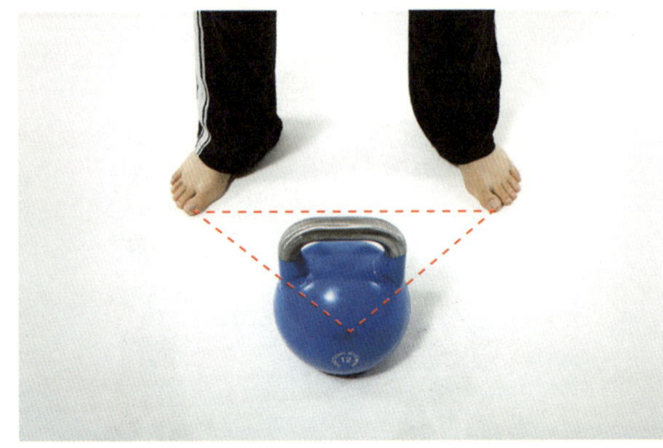

케틀벨과 발의 위치

올바른 케틀벨 스윙 준비 자세

측면

X 허리를 구부려 상체를 숙인
잘못된 준비 자세

준비 자세에서 케틀벨을 천천히 다리와 다리 사이로 끌어당긴다(백스윙). 상체의 각도는 그대로 유지하면서 팔 힘을 이용해 케틀벨을 다리 사이로 끌어당긴다. 다리와 다리 사이로 천천히 끌어당긴 케틀벨은 끈에 매달린 공처럼 움직이게 된다. 뒤로 갔던 케틀벨이 다시 앞으로 빠져나가려고 할 때 고관절을 펴면서 엉덩이를 밀어주는 느낌으로 움직인다. 백스윙과 스윙을 반복하면서 동작이 이루어진다.

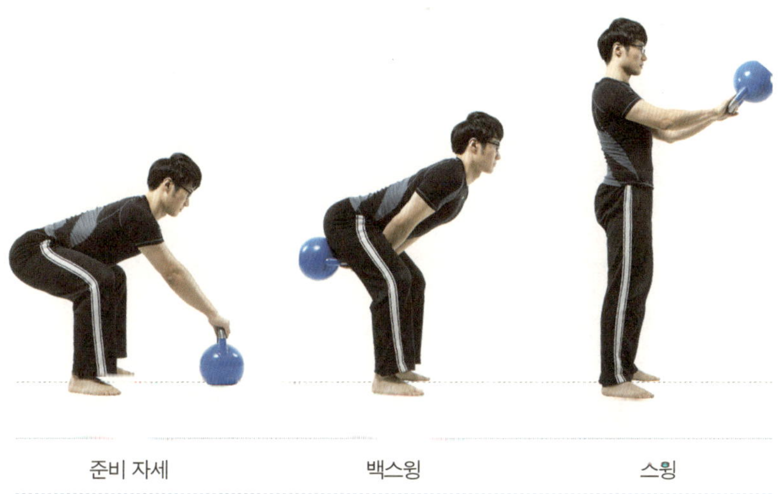

| 준비 자세 | 백스윙 | 스윙 |

케틀벨 스윙에서는 처음 백스윙 할 때만 팔 힘을 쓰고 이후로는 백스윙의 반발력과 관성의 작용으로 동작이 자동적으로 반복된다. 팔의 힘은 빼지만 대신 아랫배와 하체에는 힘을 주면서 동작을 반복해야 중심이 흐트러지지 않고 허리에 부담이 가지 않는다.

스윙을 할 때 주의해야 할 점은 팔에 과도하게 힘을 주지 않아야 한다. 팔에 과도하게 힘을 주고 스윙을 하게 될 경우 케틀벨 스윙이 가지고 있는 탄력과 자연스러움을 방해하게 된다. 팔은 그저 케틀

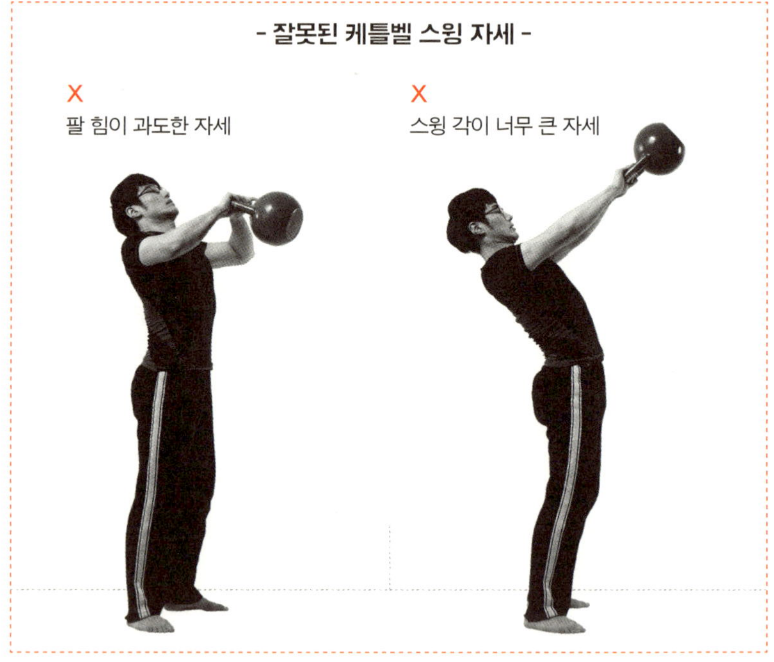

벨과 몸을 연결하는 끈과 같은 존재일 뿐이다. 케틀벨의 그립을 단단하게 유지하되, 어깨와 팔은 자연스럽게 힘을 뺀 상태를 유지한다. 스윙을 하는 각도가 크게 벌어질 때, 허리에 부담이 커져 요통을 유발할 수도 있다. 되도록 케틀벨을 휘두르는 폭이 자신의 무릎 밑으로 내려가지 않도록 한다.

케틀벨 스윙은 케틀벨을 지도하는 곳마다 약간씩은 차이(횟수, 스윙하는 시간 등)가 있지만 결과는 비슷하다. 필자가 형제들에게 제안하고 싶은 방법은 100회를 기준으로 한 번도 멈추지 않고 휘두르는 것이다. 일정 무게로 100회 스윙이 가능하면 조금씩 무게를 늘려보는 방식을 제안하고 싶다.

100회라는 횟수가 갖는 상징성이나 무게를 늘리는 기준으로도 적절하지만, 실제 초보자가 100회를 스윙하기란 그리 녹록치 않다. 형제들에게 솔깃한 팁을 하나 제안하자면, 케틀벨의 무게와 스윙 횟수는 정력과 정비례한다는 것이다. 형제들의 가정에 사랑이 깃들길 바란다.

케틀벨 스윙
Kettlebell Swing

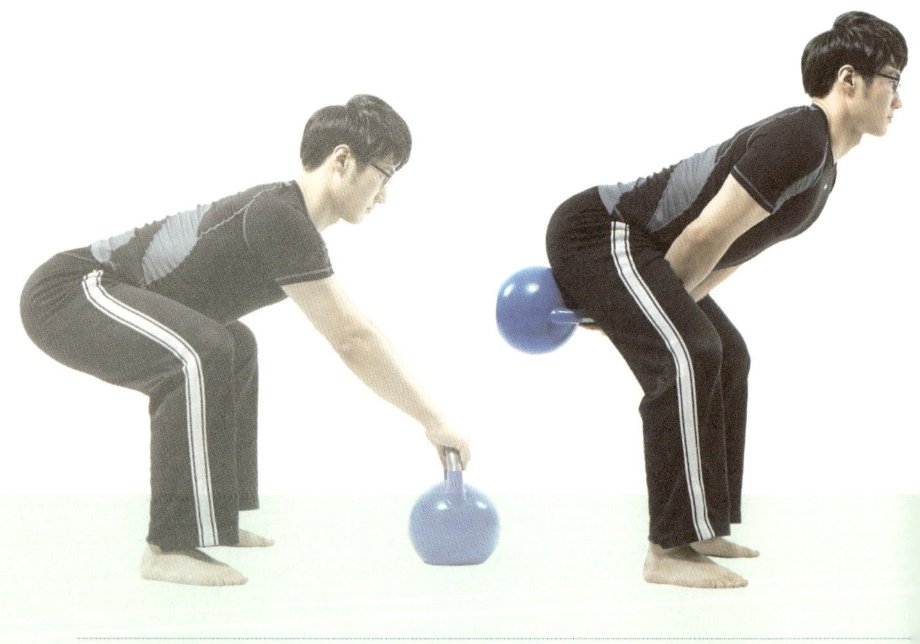

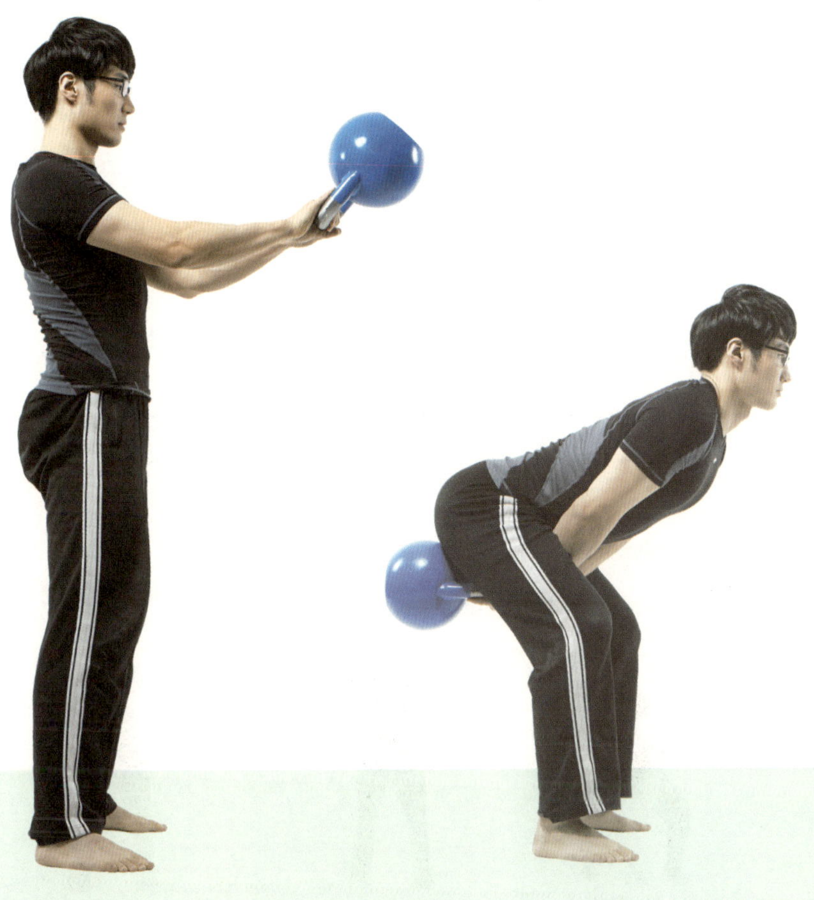

3 스윙
4 백스윙

케틀벨 클린

케틀벨 클린Kettlebell Clean에서 클린의 개념은 역도의 용상(Clean & Jerk)의 첫 번째 동작을 의미하는 클린과 같다. 즉 바닥에 놓은 기구를 깨끗하게 어깨로 끌어올리는 방법이라는 뜻이다. 역도에서 클린의 궤적은 되도록 정확한 일직선을 그리며 올라오는 것에 반해, 케틀벨의 클린은 역도식으로 수직으로 바닥에서 들어 올려 완성하는 역도식 클린과 케틀벨 스윙처럼 원호圓弧를 그리며 올라오는 스윙식 클린 두 가지 방식이 있다.

케틀벨 클린은 스내치와 함께 케틀벨로 할 수 있는 파워 운동으

케틀벨 클린

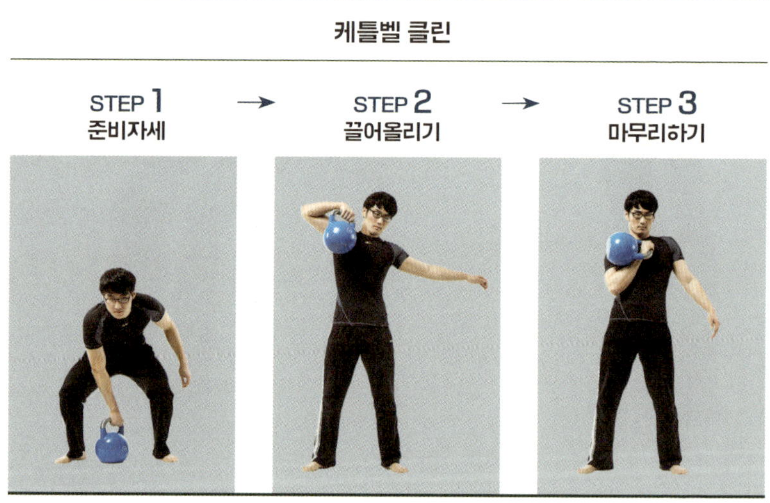

로 한 회 한 회 할 때마다 폭발적인 힘이 필요한 동작이다. 동작 자체는 단순하지만, 바닥에서 케틀벨을 끌어올려 클린 자세를 완성하는 데까지 힘을 배분하는 것은 생각보다 쉽지 않다. 그럼 케틀벨 클린 동작을 배워보자.

Step 1 케틀벨 위치와 준비자세

케틀벨 클린은 역도식으로 수직으로 끌어 올리는 방식과 케틀벨 스윙식으로 끌어올리는 방식 두 가지가 있다. 어떤 것이 더 좋다는 것은 없다. 다만, 무게와 파워(역도식)에 좀더 집중하느냐, 반복 횟수(스윙식)에 집중하느냐에 따라 선택하는 방식에 차이가 있을 뿐이다.

역도식과 스윙식은 케틀벨의 위치만 봐도 확연히 다른 것을 알 수 있다. 수직으로 끌어올리는 역도식은 바로 발과 발의 중간 위치(발과 케틀벨이 일직선)에 케틀벨을 두는 것이 힘의 손실이 적다. 반면,

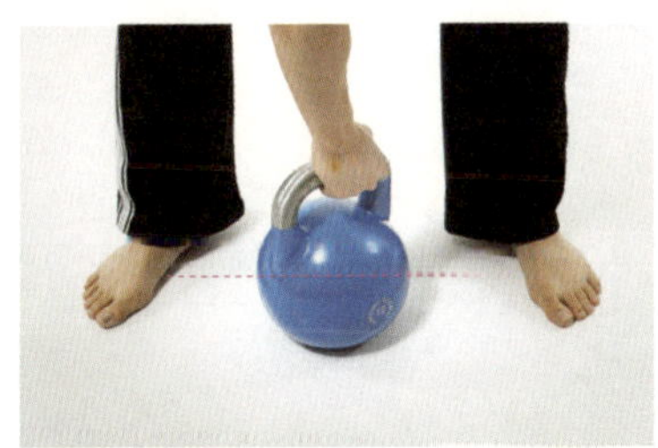

역도식 케틀벨 클린

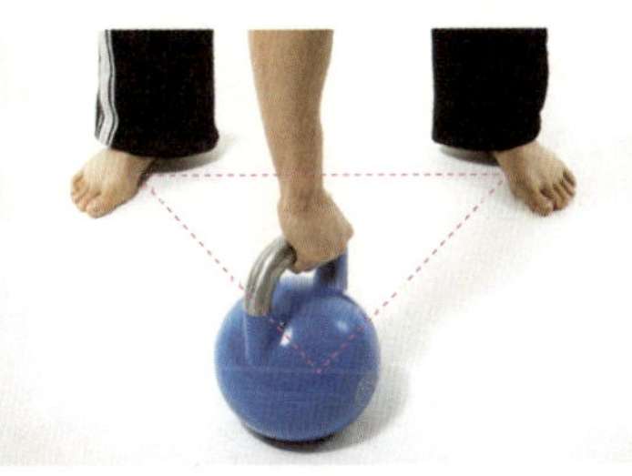

스윙식 케틀벨 클린

케틀벨 클린 준비 자세

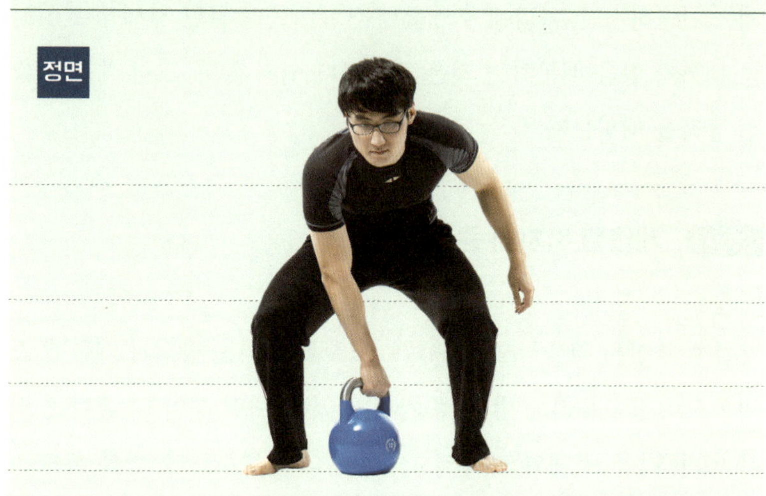

스윙식으로 클린 동작을 하려면 양쪽 발과 삼각형을 이루는 것이 힘의 손실이 적다.

또 케틀벨 클린을 할 때 그립은 정중앙이 아닌 케틀벨의 바깥쪽을 쥔다. 클린 자세가 완성되었을 때 케틀벨이 팔과 몸통에 좀더 안정적으로 밀착되게 하기 위해서다.

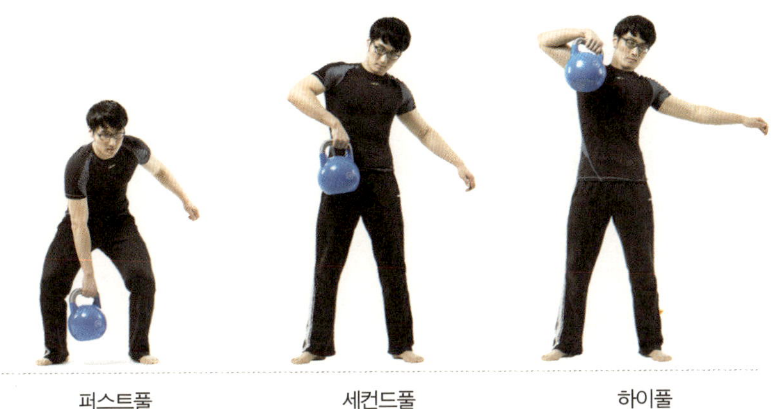

바닥에서 일차로 케틀벨을 들어 올릴 때에는 팔에 힘을 빼고 무릎을 지날 때까지 천천히 끌어올린다. 이때 상체, 특히 허리의 힘만으로 들어 올리지 말고, 발바닥 전체로 바닥을 부드럽게 밀어내듯 들어 올리는 것이 요령이다. 낚싯대로 대어를 낚을 때 천천히 부드럽게 낚싯줄을 당겨야 하듯, 밭에서 무를 뽑을 때 천천히 뽑아야 하듯 케틀벨을 천천히 잡아당긴다. 낚싯줄이든 밭에서 무를 뽑든 느닷없이 낚아채면 줄도 끊어지고 무도 뽑히지 않는 법이다.

케틀벨을 끌어올리는 과정은 바닥에서 천천히 들이 올린 케틀벨이 무릎을 지나 가슴까지 폭발적으로 끌어올리는 동작으로 되어 있다. 중요한 것은 엉덩이 높이까지 들어 올린 파워가 동작의 정점인 가슴 높이까지 그대로 전이되어야 한다는 것이다.

간단한 동작처럼 보이지만 하체의 파워를 상체로 전이시키는 협응력을 키우는 것이 생각보다 녹록치 않다. 가슴 높이까지 끌어올리는 동작만 연습하는 것으로도 온몸이 땀으로 흠뻑 젖을 만큼 운동량도 상당하다. 케틀벨을 가슴 높이까지 끌어올리는 느낌이 잡히면 케틀벨 클린의 90%는 완성된 것이라고 볼 수 있다.

Step 3 마무리하기

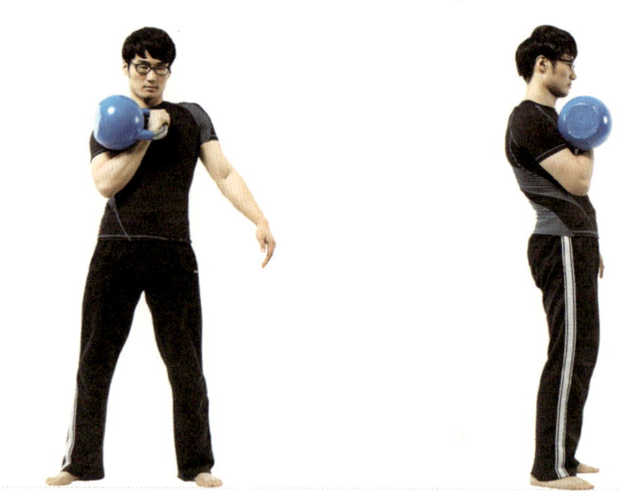

케틀벨 클린 완성

케틀벨이 가슴 높이까지 올라오면 몸을 곧게 세우고 팔꿈치를 살짝 접어 몸 쪽으로 가볍게 끌어당긴다. 몸을 살짝 뒤로 젖혀 케틀벨이 몸의 중심선에 오게 되면 케틀벨 클린이 완성된다.

이때 주의할 점은 완성된 클린의 그립 동작이다. 케틀벨을 쥐는 손목이 꺾이지 않게 하는 것이 올바른 자세다. 대체로 초보자들이 흔하게 실수하는 것은 마지막 완성 자세에서 손목이 꺾이는 것이다. 손목 통증을 유발할 수 있으니 조심해야 한다.

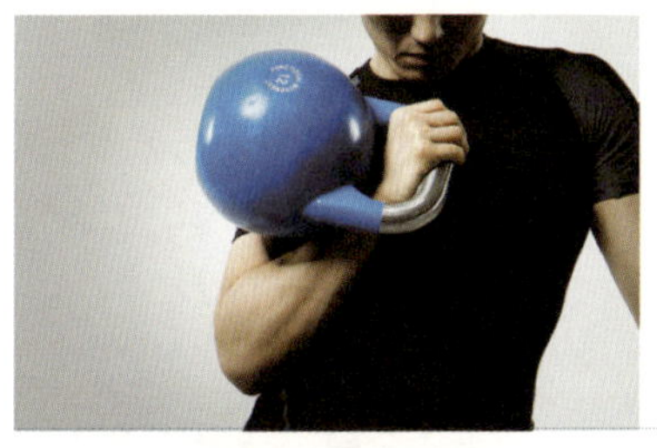

○ 올바른 클린 그립

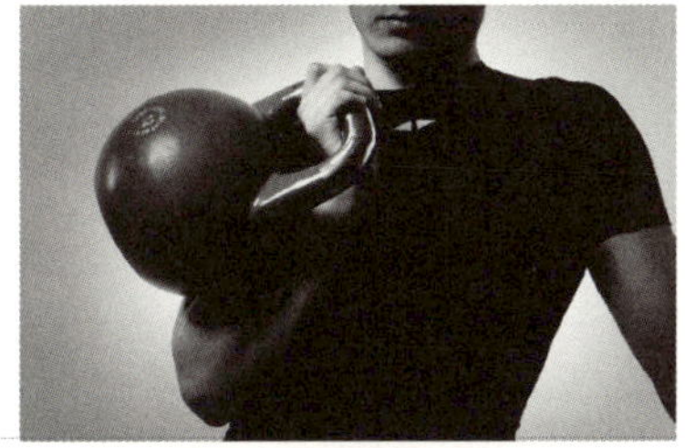

X 잘못된 클린 그립

케틀벨 클린
Kettlebell Clean

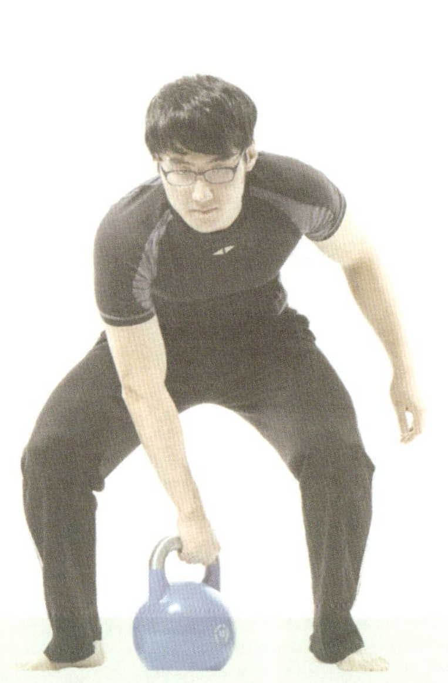

1 준비자세

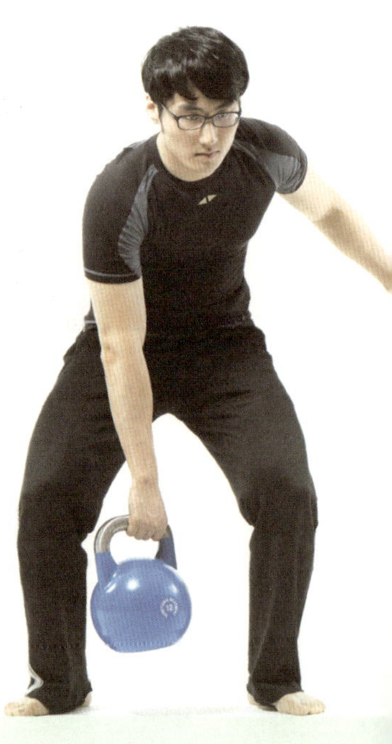

2 퍼스트풀

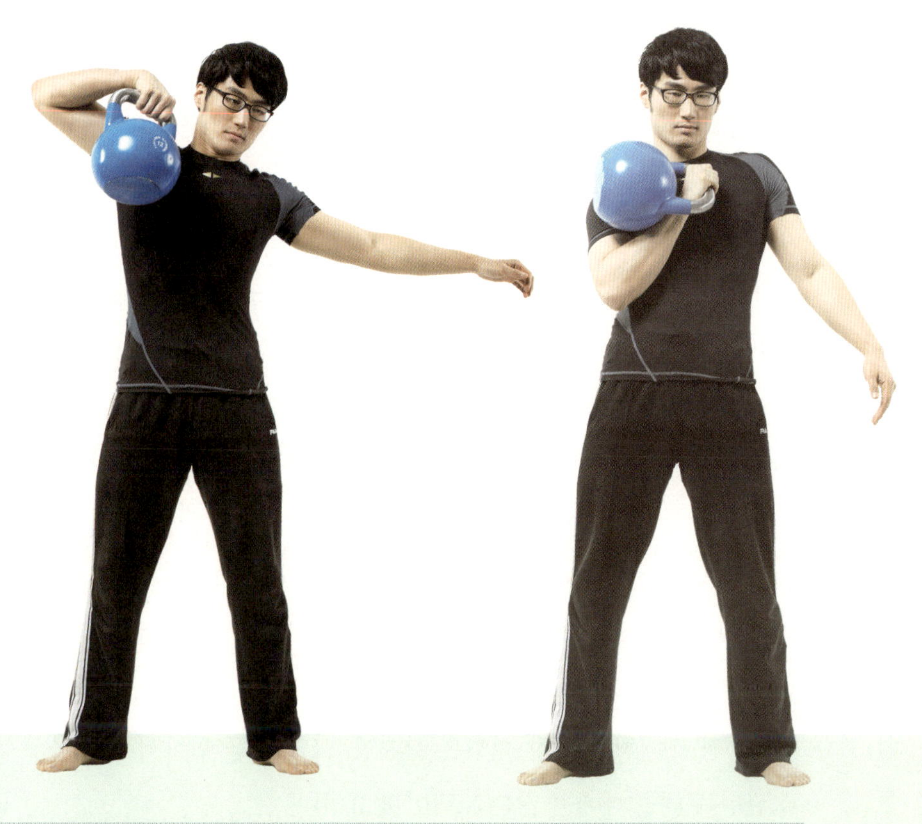

3 하이풀
4 케틀벨 클린 완성

케틀벨 스내치

케틀벨 스내치Kettlebell Snatch는 케틀벨로 할 수 있는 운동 중 단순하지만, 가장 파워풀한 동시에 가장 정교한 운동이다. 동작은 매우 단순하고, 명료하지만 단 한순간에 바닥에서 머리 위까지 케틀벨을 들어 올리는 동작 안에는 동시에 동원되는 운동능력들이 가장 많이 포함되어 있다. 모든 무게는 몸에서 멀어질수록 더 무거워지고 컨트롤하기 힘들어진다. 바닥에서 출발해 머리 위에 케틀벨이 도달하기까지 무릎, 몸통을 지나서 어깨와 머리를 지나야 한다. 머리 위로 들려진 케틀벨은 몸의 중심에서 멀어진 상태이므로 단순하게 무게를 버티는 근력뿐 아니라 유연성과 균형감이 필요하다. 이것은 단순하게 동작을 분석했을 때 나오는 요구사항이고, 일차 바닥에서 들어 올릴 때 강하고 폭발적으로 일으킨 하체의 파워가 몸통은 물론이고, 최종적으로 머리 위로 케틀벨을 들어 올릴 때까지 중간에 끊기지 않고 모두 전이되어야 하는 협응력이 필요하다. 운동 좀 해보신 형제들은 다들 아시겠지만, 이러한 힘의 전이와 협응력은 꽤 고급 영역에 해당되는 것이다.

케틀벨 스내치에 대한 설명은 짧지만, 그 느낌을 잡아서 스내치를 완성해 내는 데에는 많은 노력이 필요하다.

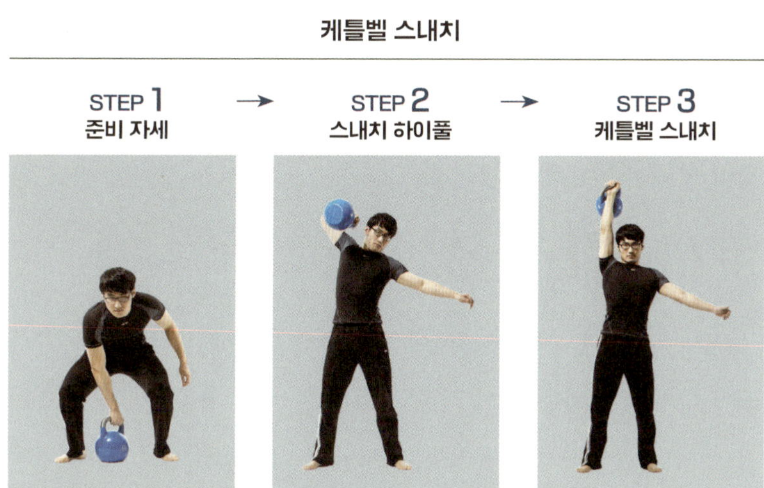

Step 1 케틀벨의 위치와 준비 자세

케틀벨 스내치의 준비 자세는 케틀벨 스윙이나 클린과 같다. 스윙 – 클린 – 스내치 모두 출발점은 같다고 볼 수 있다. 앞서 언급한 클린과 마찬가지로 스내치 역시 역도식으로 수직으로 끌어올리는 방식과 케틀벨 스윙식으로 끌어올리는 두 가지 방식이 있다. 어떤 방식을 선택하느냐에 따라 준비 자세는 달라진다. 준비 자세에 대한 부분은 케틀벨 클린과 비슷하므로 케틀벨 클린의 준비 자세를 참조하기 바란다.

Step 2 스내치 하이풀

앞서 언급한 대로 스내치에서 가장 중요하며 가장 강력한 포인트는 준비 자세인 바닥에서 끌어올릴 때 일으킨 파워를 상체와 팔로 전이시키는 데 있다. 하이풀high pull은 바로 손실 없이 몸 전체로 파워를 전이시키기 위한 동작이다.

준비 자세에서 하이풀까지의 과정에서 도중에 힘이 줄어들거나 끊어지지 않게 하는 것이 아주 중요하다. 마치 활주로에서 비행기가 서서히 가속하여 이륙하듯, 바닥에서 끌어올릴 때 하체에 의해 생긴 파워를 머리 위까지 가져온다는 생각으로 동작을 한다.

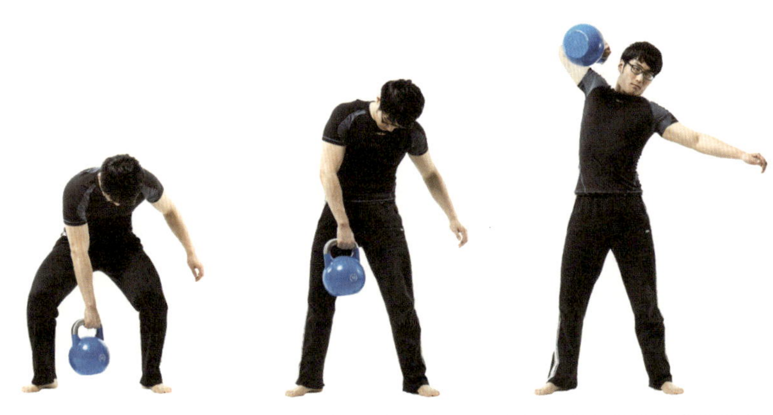

스내치 하이풀

머리 높이까지 끌어올린 케틀벨을 머리 위로 들어 올려 하이풀까지 이어진 파워를 이용해 스내치 자세를 완성한다. 스내치 동작은 서서 받는 자세와 반쯤 앉은 자세로 받는 하프 포지션, 두 가지 방식이 있다. 일반적으로 케틀벨을 스윙식으로 끌어올릴 때는 서서 받고, 역도식으로 끌어올릴 때는 하프 포지션으로 받는다.

머리 위로 들어 올린 케틀벨의 위치가 너무 앞으로 나와 있거나 뒤로 빠져 있거나 옆으로 가 있으면 어깨가 나가기 십상이다. 케틀벨 스내치는 몸의 힘과 균형으로 완성되는 것이지 어깨의 힘으로 하는 것이 아니다. 케틀벨 스내치는 견갑대와 어깨의 위치가 견고

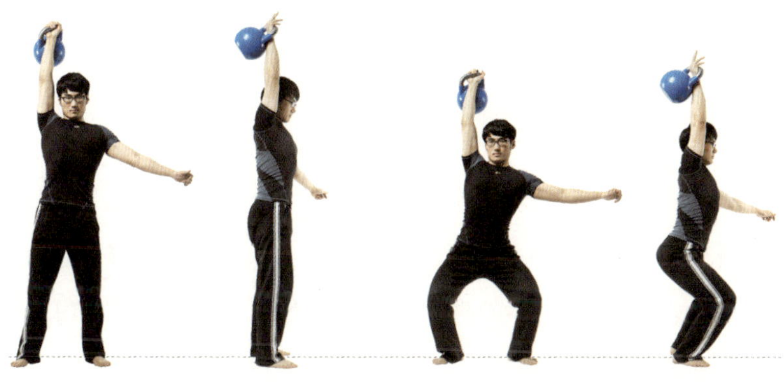

시시 받는 자세	하프 포지션

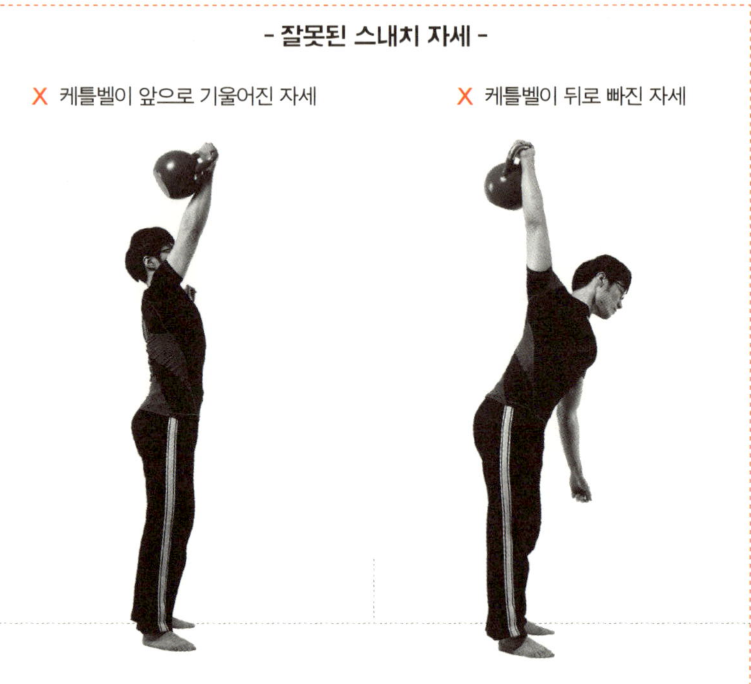

해야 하며, 옆에서 보았을 때 쭉 뻗어 올린 팔 앞으로 자신의 귀가 살짝 보일 정도가 되어야 올바른 자세라고 할 수 있다. 이렇듯 바벨이나 케틀벨을 이용해 중량 운동을 할 때 스스로의 가동성 범위에서 관절이 완전히 펴진 상태를 락아웃lock out이라고 한다. 케틀벨 스내치 동작으로 버틸 필요는 없다. 정확히 락아웃을 한 후 자연스럽게 케틀벨을 내리면 된다.

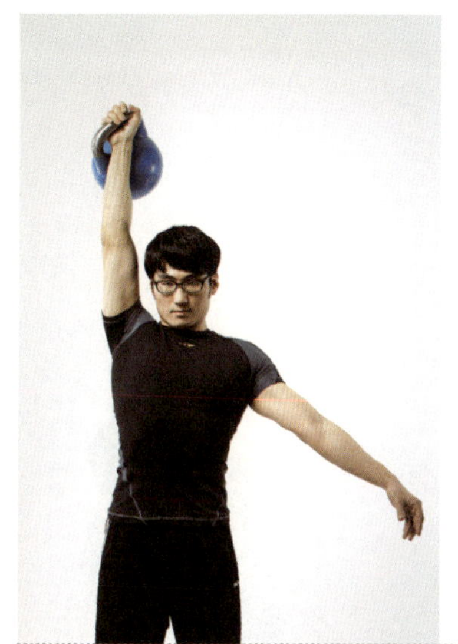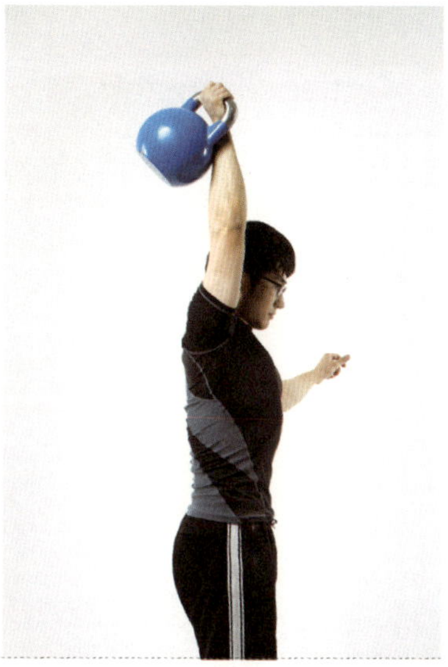

케틀벨 스내치 락아웃

케틀벨 스내치
Kettlebell Snatch

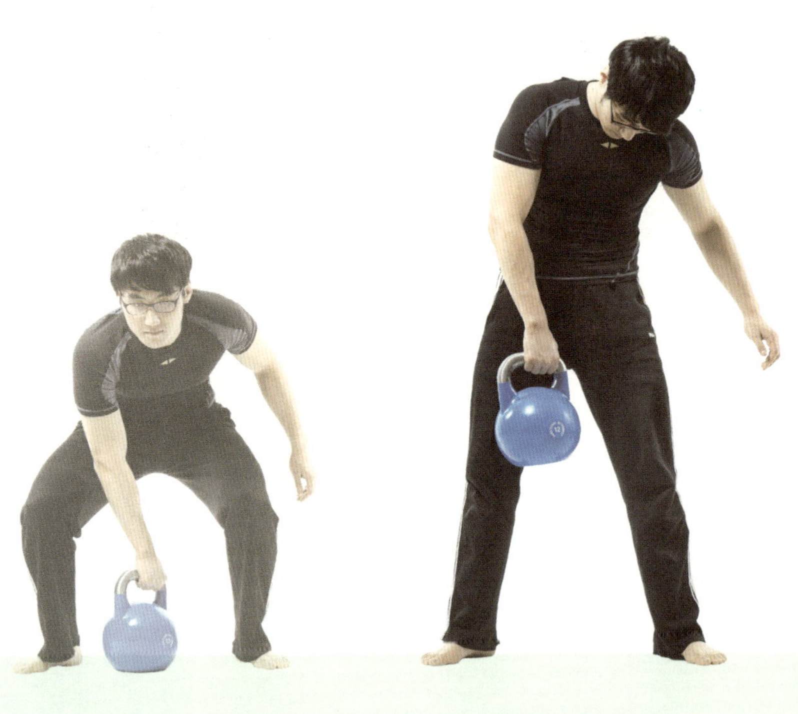

1 준비 자세   **2** 끌어올리기

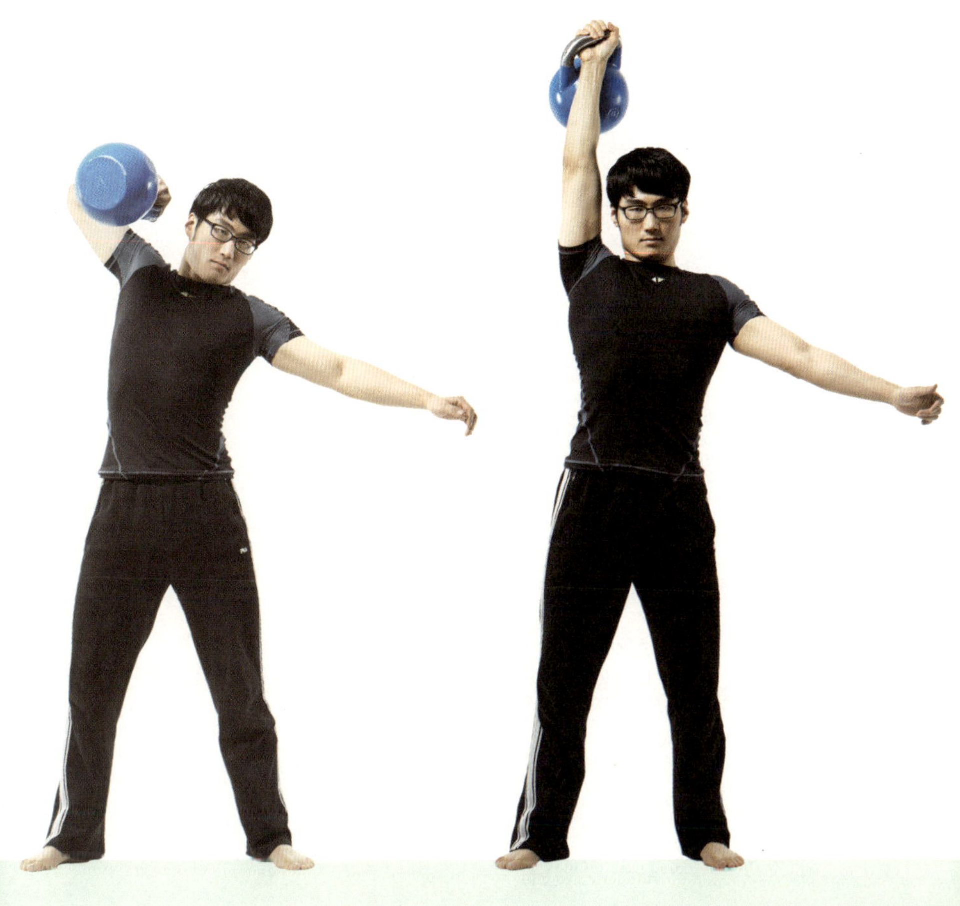

❸ 스내치 하이풀
❹ 케틀벨 스내치 완성

오리엔탈 피트니스

현재 우리의 일상을 지배하고 있는 기본적인 생활양식은 대부분 서구의 방식이다. 우리는 서양식으로 옷을 입고, 서양식 집에 살고 있으며, 식습관이나 생활패턴, 대부분의 비즈니스 패턴 그리고 의식구조마저도 서구화되어 있다. 재미있는 것은 우리가 서구화되는 데 걸린 시간만큼 서구인들은 동양문화를 서구화시키는 데 시간을 쏟았다는 말인데, 종교나 철학도 그렇지만 운동도 역시 마찬가지였다.

그런데 최근의 흐름을 보면 보디빌딩으로 대표되는 서구식 운동은 점점 화석화돼가고 있는 추세이고, 기능성 운동이라 불리는 여러 가지 운동법들이 주목을 받고 있다. 기능성 운동의 경우, 그 뿌리를 동양의 운동에 두고 있는 것들을 심심찮게 찾아볼 수 있다. 현대 서구인들의 조상님들보다 동양인 조상님들의 문화 수준이나 의식 수준이 더 높았다는 것은 역사에 조금만 관심 있는 형제들이라면 금방 알 수 있을 것이다.

동양에서 서양으로 건너가 다시 현대 우리에게 역수입된 운동들은 조금만 둘러보면 꽤 많이 찾아낼 수 있는데, 피트니스화된 요가도 그렇고, 필라테스도 그렇다. 종합격투기 필수과목인 주짓수는 그 드라마틱함에서 단연 최고다. 필자가 일선에서 운동을 즐기는 사람들에게 흔히 볼 수 있는 기능 이상에 대해 서구화된 정형외과에서는 이렇다 할 답을 주지 못하는데, 동양식 운동에서는 의외로 종종 답을 찾을 수 있었다. 동양인인 우리들이 서구화된 운동을 열심히 하면서 놓치는 부분들에 대한 반증이 아닐까 생각한다.

　몸의 유연성과 함께 전신의 힘을 길러주는 절 운동, 몸의 강력한 파워를 만들어주는 내가신장과 참장을 소개하려고 한다. 동양의 신체 단련에서 중요하게 여기는 축기縮氣를 통해 단전丹田을 강화하는 동작들이다. 무엇보다 좋은 것은 운동을 위해 다른 도구가 필요 없다는 점이다. 언제 어디서든 형제들이 마음만 먹으면 할 수 있는 운동 되시겠다.

　정교하게 만들어진 기계들도 연식이 되면 균열이 생기고, 나사도 풀리게 마련이다. 인간의 몸도 마찬가지이다. 40년이란 제법 만만찮은 세월을 살아온 형제들의 몸을 닦고, 조이고, 기름칠하기 좋은 동양식 운동법들이 좀더 쾌적하게 운동을 받아낼 수 있도록 좋은 정비소 역할을 해줄 것이다.

절 운동

2장에서도 얘기한 적이 있는 절 운동이다. 입시철이 되면 사랑하는 아들딸들의 무사합격을 기원하기 위해 빠지지 않고 뉴스에 등장해주는 운동 되시겠다. 간절한 염원을 상징하기도 하는 이 운동은 셀프마사지 기법 중 유일하게 몸속에 있는 장기의 긴장까지도 완화시켜주는 운동이다. 속세의 번뇌를 잊기 위해 무릎이 상하도록 수천 번씩 할 필요는 없다. 아침, 저녁으로 백 번 정도씩만 해줘도 충분하다. 이불 위에서 하면 형수님들께 혼날 수도 있으니 저렴한 요가 매트라도 한 장 구입해서 하시길 바란다.

절하는 방법은 다음과 같다.

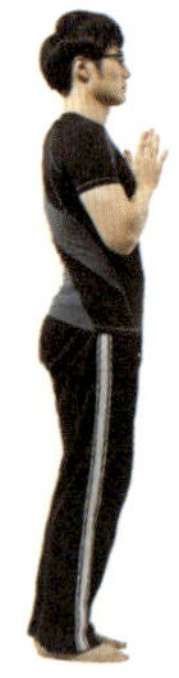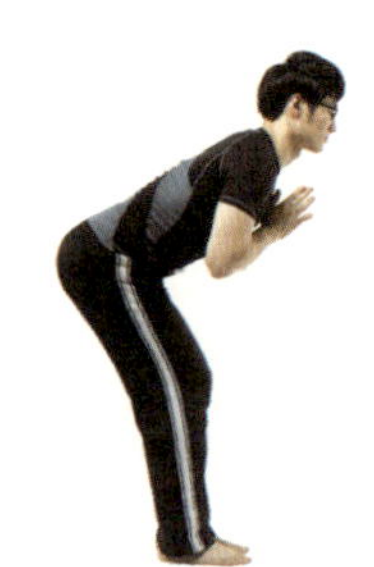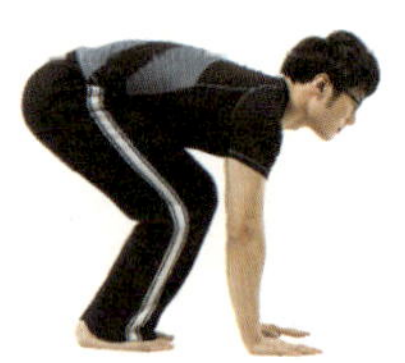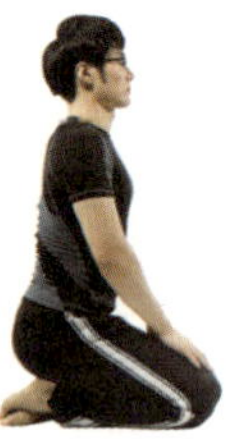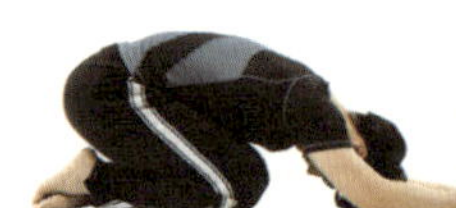

① 발을 가지런히 모으고 바른 자세로 서서 양손을 합장한다.

② 엉덩이를 살짝 뒤로 뺀 후, 몸을 굴리듯이 무릎을 꿇고 앉는다.

③ 발바닥을 포갠 후 체중을 이용해 엉덩이로 한 번 눌러준다.

④ 손을 뻗으면서 손바닥과 이마를 지면에 최대한 닿게 한다.

⑤ 손바닥을 뒤집어서 팔꿈치는 바닥에 붙인 채, 손바닥만 최대
한 위쪽으로 당겨준다.

⑥ 천천히 ③의 상태로 돌아온다.

⑦ 몸을 수직으로 일으키는 것이 아니라, 손바닥으로 바닥을 짚
고 수평으로 몸을 굴리듯이 일어선다.

특히, 만성요통에 시달리는 형제들에게 절 운동을 추천한다. 자신
의 몸에 맞게 천천히 절 운동을 하고나면 허리의 움직임이 한결 부
드러워진 것을 느낄 수 있을 것이다. 다시 한 번 강조하지만 부드러
운 남자야말로 진짜 강한 남자다.

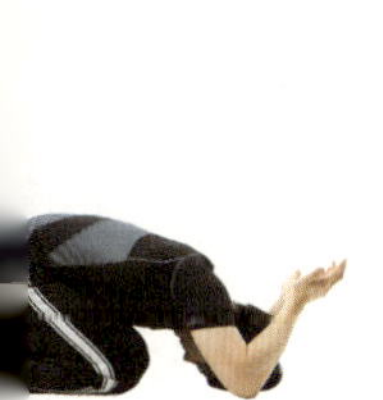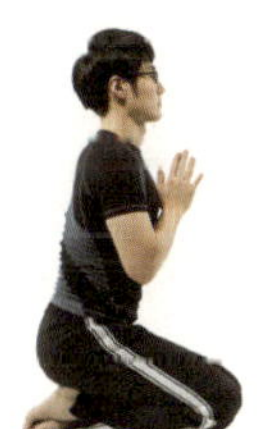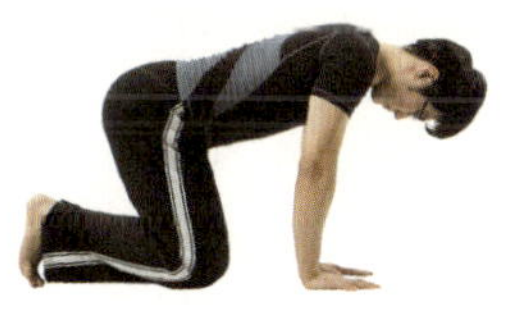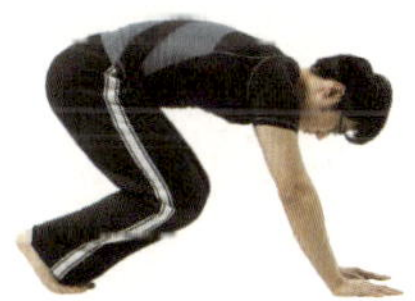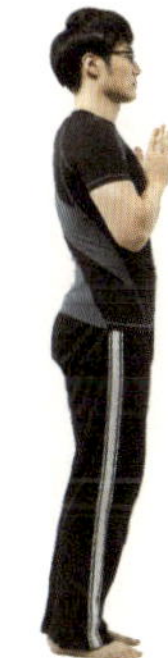

내가신장

내가신장의 정식 명칭은 '태양역근 내가신장太陽易筋 內家神掌'이다. 기천문氣天門의 기본 입문공이기도 한 내가신장의 이름을 풀이해보면, '태양의 기운을 받으며 서는 것'이다. 그 위에 역근易筋을 한다는 의미로 붙여진 이름으로, 역근이란 '근육을 뒤튼다'는 뜻이다. 서구화된 생활습관이라는 의미를 떠나서 사실 평상시 생활할 때, 우리가 역근을 할 만한 일은 거의 없다. 인체의 근육과 관절은 그 부위별로 사용하는 용도가 있고, 다른 근육을 움직여 어떤 동작을 구현할 때 서로 도움을 주기도 한다. 역근易筋을 해보면 사용되지 않는 부위의 근육과 관절이 어느 정도로 기능이 퇴화되었는지 확연히 느낄 수 있으며, 그렇게 기능이 떨어져 있는 근육과 관절이 통증을 유발하기도 한다는 것을 알 수 있다.

내가신장의 역근 자세에 대해서는 의견이 분분하지만, 과하게 하지 않고 3~5분 정도 자세를 유지하면서 3~5회 정도 하면 적당한 것 같다. 처음 해본 형제들은 이 자세를 유지하고 가만히 서 있는 것만으로도 땀을 흘릴 수 있다는 사실에 감탄하게 될 것이다. 근골격계의 불균형을 잡아주는 데도 탁월하지만, 자주 사용하지 않는 근

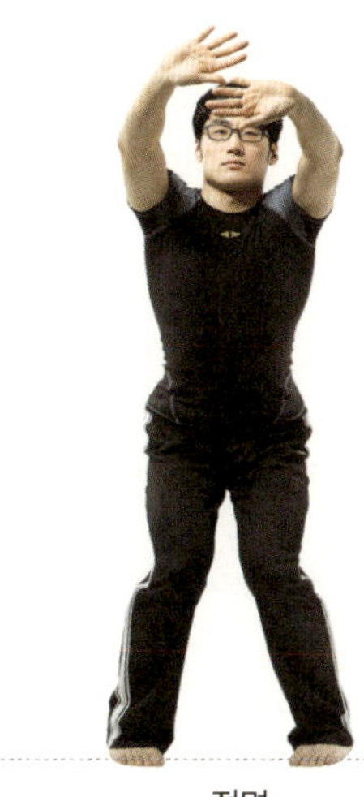

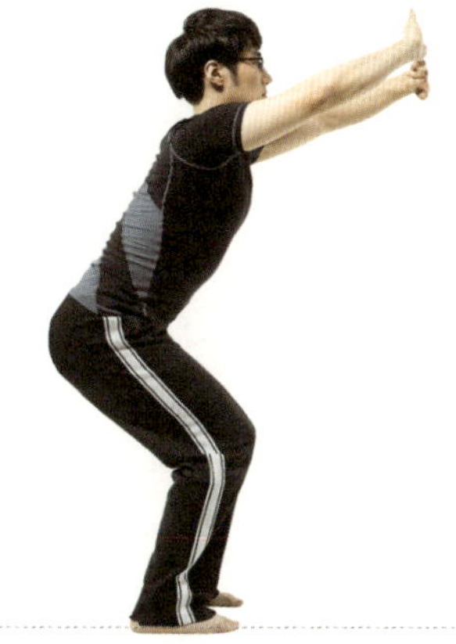

육과 관절들의 기능을 활성화하는 데도 매우 좋은 자세이다. 솔깃한 귀띔을 하나 하자면, 정력 강화에도 그 효능이 유명한 자세이므로 가정의 평화를 위해서도 꼭 한 번 해볼 만한 운동으로 추천한다.

자세를 취하는 요령은 다음과 같다.

① 발을 가지런히 모으고 바른 자세로 선다.

② 발을 어깨너비보다 넓게 벌리고 발뒤축을 중심으로 발끝과 무릎을 안쪽으로 향하게 한다. 양 발끝의 각은 45도를 유지한다.

③ 손은 이마 높이로 올리고 시선은 왼손을 본다.

④ 요추를 바깥쪽으로 빼지 않고, 척추가 일자가 되도록 엉덩이를 안으로 말아넣는다는 느낌으로 선다.

참장

참장站樁이란 중국 무술(북파 내가권)의 기본이 되는 자세로, 한자를 풀이해 보자면 '우두커니 서 있다'라는 뜻이 되겠다. 나무나 기둥 혹은 항아리 등을 끌어안고 있는 자세를 연상하면 이해가 빠를 수 있다. 간단해 보이지만 참장을 통해 얻을 수 있는 효과는 그리 단순하지 않다.

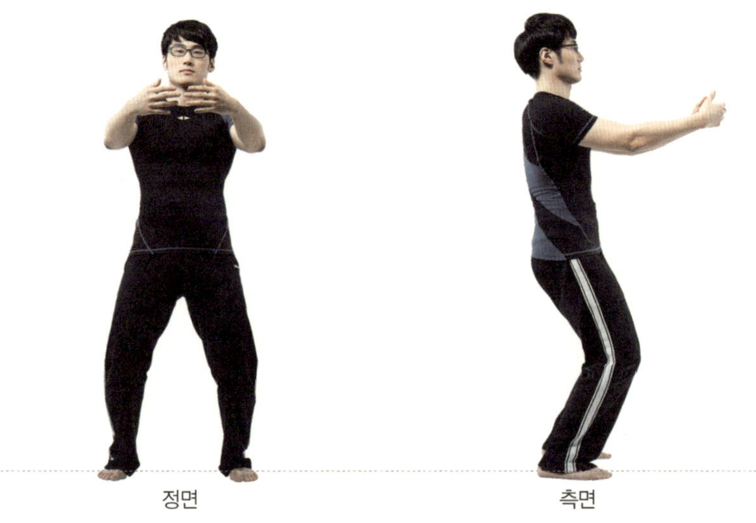

정면   측면

모든 운동의 요체 중 서양의 것이든 동양의 것이든 공통적으로 필요한 것이 하나 있는데 바로 '힘 빼기'이다. 현대 사회를 살아가는 우리가 얼마나 긴장하면서 과도하게 힘주어 살고 있는지를, 힘주며 살아온 습관에서 벗어나 몸의 힘을 뺀다는 것이 얼마나 어려운 것인지를 극명하게 보여주는 자세이다. 참장을 해보면 재미있는 현상을 보게 되는데, 어딘지 몸이 더 불편한 쪽으로 저절로 몸이 기울어지는 것을 볼 수 있다. 이는 인체가 스스로 바르지 않음을 고치려는 자가 치유 현상이라고 생각한다. 기울어짐이 줄어들수록 몸이 바르게 균형을 찾아간다고 보시면 되겠다. 특히 몸이 차가운 형제들은 참장 자세를 통해서 양의 기운을 몸 안에 쌓을 수 있다. 우리나라처럼 혹한이 존재하는 동북아 사람들 모두에게 아주 좋은 자세이다.

참장의 자세는 언뜻 보면 전혀 어려워 보이지 않지만, 몇 가지 주의해야 할 사항을 들으면 생각이 달라질 것이다.

① 몸에 힘을 뺀다.(해보면 알겠지만 현대인들은 몸에 힘주는 것보다 힘을 빼는 것이 더 어렵다.)

② 양발을 어깨너비로 벌리고 발 모양이 11자가 되게 한다.

③ 양 무릎이 모아지거나 벌어지지 않게 선다.

④ 양발에 체중이 1 : 1로 실리도록 한다.

⑤ 양 무릎이 발가락보다 앞으로 나오지 않게 굽힌다.

⑥ 척추와 골반이 일자로 펴지게 선다. 그러기 위해선 엉덩이를 살짝 안으로 말아넣는다는 느낌으로 선다.

⑦ 입으로 숨 쉬지 말로, 코로 숨 쉰다.

⑧ 턱이 들리지 않게 살짝 몸쪽으로 당겨준다.

⑨ 몸에 좋다고 억지로 무리하지 않는다.

겉으로 보이는 동작은 간단해 보이지만, 주의사항을 모두 지키면서 서 있기란 생각보다 쉽지 않다. 양기가 떨어져 몸보신을 위해 보양식을 찾는 것도 좋지만, 참장을 한번 해보시라. 강력하게 추천 드린다.

호모 러닝 사피엔스

새는 날고, 물고기는 헤엄치고, 인간은 달린다.

– 에밀 자토펙

가장 일반적이고 가장 접하기 쉬운 운동은 무엇일까? 여러 의견이 있을 수 있겠지만, 달리기가 가장 가깝지 않을까 싶다. 인체의 구조를 찬찬히 살펴보면, 완벽한 직립보행을 하는 우리의 몸은 어쩌면 달리기 위해 진화해온 것이 아닐까 싶은 생각이 들 정도로 달리기와 우리 몸은 완벽한 궁합을 이룬다.

피트니스 시장에도 트렌드가 있어서 유행하는 운동이 시기마다 바뀌곤 하는데, 항상 지지 않는 태양이 있으니 바로 달리기에 관련한 상품들이다. 필자의 개인적인 생각이지만, 이 사실은 앞으로도 달라지지 않을 것이라는 확신이 든다. 본능에 가까운 움직임은 유전적으로 우리를 자극하고 충동질하게 마련이다. 쭉 뻗은 길이나 넓은 공터를 보면 한번 질주해보고 싶은 묘한 충동이 드는 것도 어쩌면 인간의 몸이 달리기를 위해서 진화해왔기 때문이 아닐까 생각해본다.

털이 달린 포유류는 체온을 식히기 위해 혓바닥을 길게 내밀고 호흡을 조절한다. 인간도 땀을 통해 수분을 배출한다. 열에너지를 기계적 에너지로 바꾸는 내연기관에 비유하자면 대부분의 포유동물들은 공랭식空冷式, 인간의 몸은 수랭식水冷式에 해당된다. 호흡을 조절하는 방식으로 체온을 유지해야 하는 동물들은 달리기를 멈춰야 체온을 식힐 수 있지만, 땀을 통해 수분을 배출하는 방식으로 체온을 유지하는 인간은 계속해서 일정한 체온을 유지하면서 달리기를 지속할 수 있다는 의미이다. 마라톤 주자들처럼 쉬지 않고 40km가 넘는 거리를 한 번에 주파할 수 있는 동물들은 의외로 흔치 않다.

완벽한 직립보행 역시 마찬가지이다. 척추가 꼿꼿하게 바로 서 있는 신체 구조가 인류에게 디스크라는 치명적인 약점을 선사했지만, 달리기라는 측면에서 보았을 때는 이야기가 달라진다. 네 발로 보행을 하는 포유류는 달리기 위해 온몸을 접었다 펴야 하는 신체 구조를 가지고 있다. 단거리를 달릴 때 폭발적인 스피드를 내는 데에는 유리하지만, 장거리를 달리는 데에는 모든 내장기관을 달릴 때마다 통째로 접었다 폈다를 계속 반복해야 하는 구조인 것이다. 달리기를 하는데 한 걸음을 뗄 때마다 폐, 심장, 간, 소장, 대장 등이 접었다 펴졌다 한다고 상상해보자. 달리는 과정 속에서 쌓이는 피로는 엄청나게 클 수밖에 없다. 상상만 해도 장기가 아파온다.

그렇다면 현재 우리의 달리기는 어떤지 살펴보자. 최근 몇 년 사이에 달리기 관련 피트니스 상품들이 수도 없이 다양해졌다. 달리기에 최적화된 기능성 운동복, 인체공학적으로 설계된 러닝화, 혹서나 혹한의 기후변화와 같은 외부환경에 관계없이 달릴 수 있는 트레드밀(러닝머신)과 같이 달리고자 하는 인류의 본능을 충족시키기 위한 상품들이 무한대로 쏟아져 나오고, 시즌만 되면 전문 마라토너들이 아니라도 참가할 수 있는 달리기 대회들이 수도 없이 많다. 그런데 우리는 과연 수만 년 동안 우리 유전자에 각인된 달리는 본능을 올바로 구현하고 있는 것일까?

달리기와 과학이 만난 결과

생존경쟁에서 인간이 최상위 포식자로 등극한 이유를 보통 압도적인 지능과 도구를 사용할 수 있는 엄지손가락의 위치로 보는 견해가 있다. 필자 역시 그 의견에 동의하지만, 사냥을 하기 위해 장거리를 이동할 수 있는 능력 또한 단단히 한몫을 했을 거라는 데에 더 크게 한 표를 던지고 싶다. 달리기라는 행위 자체가 이미 광범위한 시장을 만들어내고 있다. 우리는 좀더 잘 달리고 안전하게 달리기 위해 날린나는 본능에 인류가 이루어놓은 눈부신 과학분명을 더하고 있다. 그 결정판이 많은 스포츠 브랜드에서 매년 신제품을 앞다투어 내놓는 러닝화이다. 러닝화가 최신 과학의 산물이라는 말에 의아해 할 수 있겠지만, 달리기를 위해 만들어진 러닝화는 1970년대 초 지금도 세계 스포츠 브랜드를 선도하고 있는 N사에서 최초로 만들어 보급하기 시작했다. 인류가 최초로 쏘아올린 인공위성인 스푸트니크1호가 1957년에 발사된 것을 감안한다면 인공위성보다 20여 년 나중에 발명된 최신 상품이 맞다.

좀더 안전하게 잘 달리기 위해 만들어진 이 러닝화가 선택한 것은 바로 달릴 때 지면과 직접 맞닿는 발바닥을 보호하는 쿠션이었다. 달릴 때 지면을 디디는 충격을 완화시키고, 무릎으로 전달되는 충격을 완충시킨다는 개념이 바로 러닝화의 기본 개념이고 지금도 그 개념은 변하지 않고 있다.

그러나 아이러니하게도 본능에 과학을 더한 러닝화의 발명과 동시에 달리기와 관련해 각종 기능 이상과 질환들이 증가하기도 했다. 이른바 '러너스 인저리Runner's injury(달리기 관련 질환)'는 달리는 데 필요한 가장 중요한 부위에 특히 집중되어 있다. 달리는 본능에 과학을 더한 결과는 뜻밖에 통증이라는 난적을 만나게 된다. 좀더 잘 달리기 위한 연구의 결과물인 달리기 관련 상품들의 발달과 비례적으로 늘고 있는 달리기 질환은 어째서 생기는 것일까?

러닝화가 발달할수록 달리기 질환이 늘어난 이유

사회생활과 결혼생활이 힘든 이유는 자연스러운 것이 아닌 인위적인 것이기 때문이다. 모든 자연스럽지 않은 것들은 번뇌를 낳기 마련이다. 달리는 행위도 마찬가지이다. 과거에는 거의 볼 수 없었던 것인데 지금은 어디를 가나 아주 흔하게 볼 수 있는 것이 하나 있다. 바로 동물병원인데, 인류의 필요에 따라 길들여져 자연체에서 멀어진 반려동물들이 얼마나 많은 기능 이상에 시달리고 있는지를 보여주는 반증이다.(반려동물들의 미용을 위한 사례는 제외하겠다.) 달리기도 역시 마찬가지이다. 달린다는 자연의 욕망에 자본의 힘과 과학의 은혜로움은 수백만 년 동안 맨발로 뛰고 걷던 이 자연스러운 행위에 불합리한 간섭과 세뇌를 시작한다. 완충쿠션이 있는 러닝화를 신고 발을 보호하며 달리고 걷는다면 더 잘 달리고 더 먼 거리를 걸을 수 있다, 라고 말이다.

단순한 상상력에서 시작했을지도 모를 러닝화, 발을 달리기로부터 보호하기 위해 만들어진 러닝화는 수백만 년 동안의 습관들을 우리의 상상보다 훨씬 빠르게 지워내기 시작했다. 달리는 방법이 달라졌고, 달리는 방법이 날라신 만큼 신체 전반에 길처 딜리기를 위한 정렬이 딜라졌다. 발바닥에 쿠션이리는 깔창이 하나 생김으로써 수백만 년 동안 생존을 위해 달리던 인류의 모든 것이 달라진 것이다. 겨우 그거 하나 달라졌다고 호들갑이냐는 분들도 있을 것이고, 달리기를 좋아해 즐겨하지만 통증으로 괴로워본 경험이 있는 분들도 있으리라 생각한다. 적어도 달리기로 통증을 겪어본 형제들이라면 달리기에 대한 남다른 애정만큼 깊어지는 통증에 대한 필자의 말에 관심을 보일 수도 있겠다.

모든 자연스럽지 않은 것들은 여러 가지 이상 반응으로 나타나기 마련이다. 동물병원에 들락거리는 강아지들 중 발과 관련된 질환의 원인이 애완견들에게 착용시키는 개 신발이나 개의 발바닥 구조를 고려하지 않은 거실 바닥에서의 생활이 한몫 단단히 하고 있다는 것을, 반려견을 키워보신 형제들은 아실 것이다. 통계적으로 보면, 우리의 달리기와 달리기 관련 상품시장이 만들어낸 이른바 과학적인 달리기 장비들이 생겨나고 향유되기 시작하면서 러너스 인저리는 늘어나기 시작했다.

한 끼 식사를 위해 달리던 우리는 이제 살을 빼기 위해 달린다. 언제나 지면과 맞닿아 잘 보이지 않는 발바닥이 있다. 인체가 우주라면 발바닥은 우주의 축소판이다. 우주를 바라보려는 노력은 다름 아닌 구도求道이다. 우리가 보는 것, 우리 눈에 보이는 것이 전부가 아니라는 말이다.

어떻게 달려야 할 것인가

'어디 운동 좀 해볼까?'라는 생각이 들면 가정 먼저 떠오르는 것이 달리기라 해도 과언이 아닐 것이다. 가장 광범위하게 저변확대가 되어 있으니 말이다. "그냥 달리면 되는 거지, 달리는 방법이 따로 있나?"라고 반문하시는 형제들도 있을 것이다. 하지만 달리는 행위에도 분명 기술이 존재한다. 이러한 기술을 통상 주법走法이라고 하는데, 기왕 달리기를 운동으로 해보실 생각이라면 기본적인 주법에는 어떤 것이 있는지 알아보도록 하자.

- 샤킹Shacking : 달린다고 할 정도의 속도는 아니고 걷는 속도에 가깝지만 달리는 느낌을 유지하는 정도라고 이해하면 되겠다.
- 조깅Jogging : 일반적으로 운동 삼아 달린다고 할 때 자주 사용되는 용어다.
- 스트라이딩Striding : 무릎을 쭉쭉 펴면서 보폭을 넓게 해서 달리는 주법으로 육상에서 중거리에 해당되는 거리를 달릴 때 적합하다.
- 트로팅Trotting : 일명 피치주법이라고, 보폭을 좁게 해서 발걸음을 빨리 옮기는 주법으로 육상에서 장거리를 달릴 때 적합하다.
- 스프린팅Sprinting : 최단거리를 최대 속도로 달리는 난서리주

자들이 사용하는 주법이다. 스트라이딩보다 보폭을 좁게 해서 죽어라고 뛰는 것이다.

• 롱 스트라이딩Long striding : 스트라이딩보다 보폭을 약간 좁게 뛰는 주법으로 일반적으로 400m 인터벌에 적합하다.

가장 일반적으로 애용하는 달리기는 이른바 달리기운동의 대명사인 조깅 되시겠다. 그러나 우리가 알아야 할 주법은 트로팅 주법과 스트라이딩 주법이다.

트로팅 주법은 달릴 때 발의 부담이 가장 적어서 장거리 주자들이 애용하는 주법이지만 처음 달리기를 시작하는 초보자들이 배우기에도 좋은 주법이다. 보폭을 좁게 하되 발이 교차되는 피치를 빠르게 하는 주법이다. 몸이 위아래로 움직이는 폭이 작아져서 안정된 자세를 유지할 수 있다는 것이 장점이다.

스트라이딩 주법은 트로팅 주법과는 반대로 보폭을 넓게 하여 달리는 주법이다. 체력도 있고, 운동 경력이 좀 되시는 형제들, 키가 크거나 다리가 긴 형제들에게 추천하는 주법이다. 역동적이고 빠르게 달릴 수 있는 주법이지만, 착지할 때 몸에 전달되는 충격이 다소 크다는 점은 주의해야 한다.

필자에게는 인체를 바라보는 개똥철학이 하나 있다. '사람은 자연의 일부'라는 것이다. 음식은 인스턴트나 패스트푸드보다는 자연식에 가깝게 먹는 것이 좋다는 게 상식이다. 운동도 마찬가지다. 가장 자연에 가까운 운동, 특별한 장비 없이 맨몸으로 파워를 기를 수 있는 가장 좋은 운동이 달리기가 아닐까 한다. 날씨가 좋은 날은 밖으로 나가 신선한 공기를 마시며 달려보시라. 바벨이나 케틀벨 같은 중량 운동과는 또 다른 활력을 느낄 수 있을 것이다.

4장

몸을
맞추다

맞춤형 운동 레시피

여기까지 함께 달려온 형제들! 정말 수고 많으셨다. 사실 필자가 하고 싶은 이야기는 앞에서 모두 다 했다. 이번 장에서는 맞춤형 운동 레시피recipe 몇 가지를 알려드리려고 한다. 당신에게는 이런 운동이 좋고, 당신에게는 저런 운동이 좋습니다, 라는 식으로 운동 방식과 종목에 대해 소개하는 것도 중요하다. 하지만 막상 운동을 시작해본 형제들은 하나같이 말씀하신다. 뭐부터 어떻게 해야 할지 금방 다시 막막해진다고. 개별 운동을 익혔는데도 실전 운동으로 척척 진행되지 않는 이유는 무엇일까? 소개해준 개별 운동을 자신에게 어떻게 적용해야 할지는 또 다른 문제이기 때문이다.

좋은 요리의 첫째 조건은 뭐니 뭐니 해도 좋은 식재료 되시겠다. 음식을 만들어본 형제들은 알 것이다. 좋은 식재료로 요리를 한다고 해서 반드시 몸에 좋고 맛있는 요리가 만들어지는 것이 아니라는 사실을. 좋은 식재료를 가지고 화학조미료 범벅을 만든다면 식재료의 좋은 질은 의미가 없어지는 것이다. 앞장에서 좋은 식재료 구매처는 다 알려 드렸으니 이제부터는 간단한 레시피를 알려드리겠다.

필자가 소개하는 맞춤형 운동 레시피는 원하는 대로 선택하시되 최소 3개월 이상은 꾸준히 해보시길 권한다. 가능하면 일정한 주기로 해보시되, 충분한 휴식과 영양 섭취도 병행하시라. 운동 프로그램은 뷔페식으로 차려드리겠다. 원하는 대로 마음껏 골라서 즐기는 건 자유, 하지만 과식은 절대 금물이다. 운동과 음식의 공통점은 맛있다고 과식하면 반드시 배탈이 난다는 것이다.

형제들, 건투를 빈다!

뱃살과의 결별을 위하여

사십대 형제들의 몸매에 결정타를 날리는 것이 이놈의 뱃살이다. 짧은 시간 안에 만족할 만한 결과를 얻기는 힘들 것이다. 하지만 당신의 몸은 조금씩 계속 변하고 있으니 마음의 여유를 가지고 하자. 근력과 유산소운동을 반복하는 기본 프로그램이다. 전신의 균형이 잡히면서 근력을 키워주는 운동으로 뱃살을 빼고자 애쓰지 않아도 서서히 사라질 것이다. 운동을 하다보면 일주일에 한 번씩은 포기하고 싶은 마음이 불쑥불쑥 올라오기도 한다. 기억할 것은 그런 갈등을 하고 있는 순간에도 형제들의 몸은 변하고 있다는 사실이다. 갈등할 시간이 있으면 차라리 잠을 자거나 운동을 하시라.

월 **백 스콰트** 체중의 50%로 5회 5세트, **케틀벨 스윙** 100회 3세트

화 **버피 테스트** 10회 10세트, **케틀벨 스윙** 100회 3세트

수 휴식 혹은 달리기 4km

목 **데드리프트** 체중의 55%로 5회 5세트, **케틀벨 스윙** 100회 3세트

금 **윗몸일으키기** 10회 10세트, **케틀벨 스윙** 100회 3세트

• 전체적으로 심플한 프로그램이다. 심플할수록 강력한 프로그램이 많다. 본 프로그램의 유효기간은 최소한 3개월 이상이다.

- 백 스콰트와 데드리프트는 1주차에 시작 무게를 위와 같이 설정하되, 너무 무겁다고 느껴진다면 얼마든지 낮춰서 시작해도 괜찮다.
- 백 스콰트과 데드리프트는 매주 무게를 증량해서 실시하며, 일주일 사이에 증량 폭이 4kg이상을 넘지 않게 한다.
- 케틀벨 1세트에 해당되는 100회 스윙이 중간에 쉬지 않고 한 번에 가능하다면, 더 무거운 무게로 실시한다.

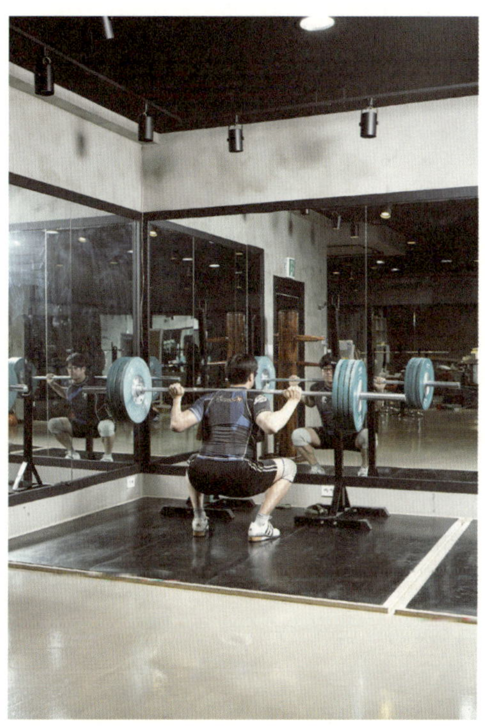

굿모닝, 상쾌한 아침을 위하여

회식, 접대, 야근! 대한민국에서 직장생활을 하는 사십대 형제들에게 너무나 친숙한 단어들이다. 알람을 몇 개씩 맞춰 두고도 소리를 듣지 못해 매일 아침 허둥대는 것을 그냥 숙명으로 받아들여야 하는 것일까? 하지만 우리는 알고 있지 않은가. 숙명이란 말은 의지가 완전히 꺾였을 때 찾아오는 마지막 자존심이란 것을……. 오전에는 몸을 깨워주는 맨몸운동, 오후에는 근력운동을 통해 피로를 풀어주고 에너지를 일정하게 유지할 수 있게 했다. 3개월만 꾹 참고 해보시라. 몸에 어떤 변화가 일어나는지는 나중에 꼭 알려주기 바란다.

월　**오전 :** 기상과 동시에 **절 운동** 100회

　　오후 : 맨몸 스쾃 30회, **내가신장** 3분

화　**오전 :** 기상과 동시에 **절 운동** 100회

　　오후 : 케틀벨 스윙 100회 3세트, **내가신장** 3분

수　휴식 또는 달리기 4km

목　**오전 :** 기상과 동시에 **절 운동** 100회

　　오후 : 케틀벨 가블릿 스쾃 12회 5세트, **내가신장** 3분 3세트

금　**오전 :** 기상과 동시에 **절 운동** 100회

　　오후 : 데드리프트 체중 55% 5회 5세트, **내가신장** 3분

- 본 프로그램의 유효기간은 최소한 3개월 이상이다.

- 수요일은 되도록 휴식을 취한다. 매우 컨디션이 좋아서 혹은 전날 다른 사정으로 운동을 하지 못해 보충하고 싶을 때는 달리기 4km 정도를 실시한다.

- 금요일 데드리프트는 1주차에 시작 무게를 위와 같이 설정하되, 너무 무겁다고 느껴진다면 얼마든지 낮추어 시작해도 괜찮다.

- 데드리프트는 매주 무게를 증량해서 실시하며, 일주일 사이에 증량 폭이 4kg이상을 넘지 않게 한다.

- 케틀벨 1세트에 해당되는 100회 스윙이 중간에 쉬지 않고 한 번에 가능하다면, 더 무거운 무게로 실시한다.

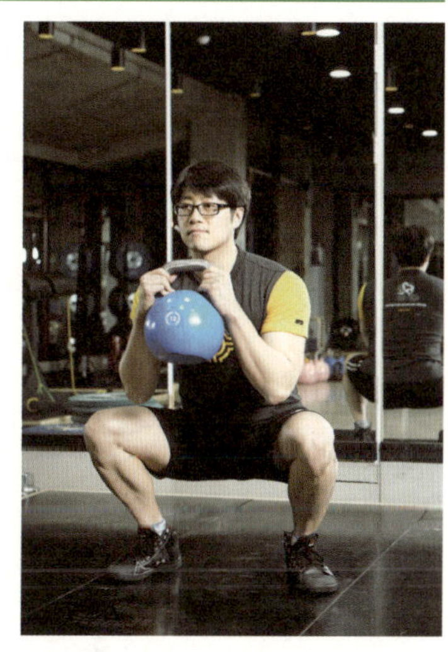

케틀벨 가블릿 스콰트

슈트발 잘 받는 사십대 몸매를 위하여

남자의 완성은 슈트suite에서 결정된다! 세계적인 섹시스타들 중에 사십대가 유독 많다는 것을 아시는가? 프로필을 찾아보면 분명 동년배인 그들은 꽃중년 오빠고, 형제들은 아저씨인 현실을 어쩌면 좋으랴? 얼굴이야 타고난 것을 어쩌지 못한다고 해도 몸매는 다르다. 이 프로그램은 영화 〈300〉 촬영을 위해 실제 배우들을 훈련했던 프로그램이다. 이제부터 어떻게 노력하느냐에 따라 형제들을 다른 사람으로 만들어줄 수도 있다는 말이다. 쉬는 시간을 충분히 가져도 30분을 넘지 않을 것이다. 하지만 매일 하기는 벅찬 프로그램이니 하루 운동하고 다음날은 휴식을 취해주시라. 몸은 형제들의 인생만큼이나 정직하니 요령피우지 말고 꾸준히 정진하길 바란다.

1. **턱걸이** 5회 (25회)

2. **데드리프트** 25회 (50회)

3. **팔굽혀펴기** 25회 (50회)

4. **박스점프** 25회 (50회)

5. **플로어와이퍼** 25회 (50회)

6. **케틀벨 클린 앤 프레스** 25회 (50회)

7. **턱걸이** 5회 (25회)

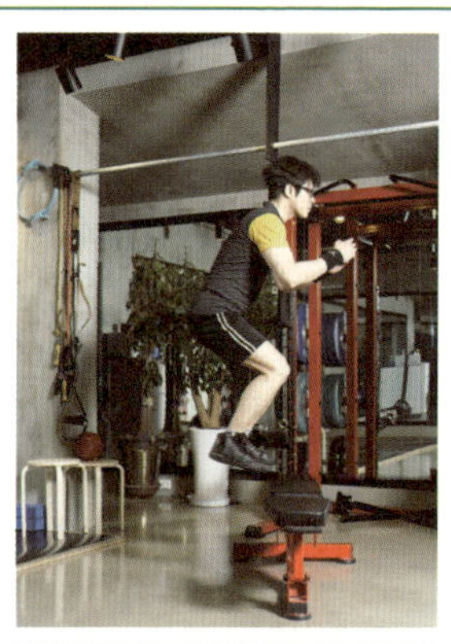

박스점프

- 개별 프로그램을 휴식 없이 단숨에 주파하는 것이 본 프로그램의 궁극적인 목적이다.

- 괄호 안의 횟수가 실제 프로그램의 기준 횟수이지만, 처음부터 무리하지 말고 50% 이하의 강도로 시작해보자. 종목과 종목 사이에 잠깐 휴식을 취하되, 시간은 3분을 넘지 않는다.

- 본 프로그램의 유효기간은 3~4개월이며, 일주일에 3일 운동을 기준으로 한다. 목표는 종목당 휴식시간을 최대한 줄이며 제시된 기준 횟수에 도달하는 것이다.

- 프로그램의 강도만큼 효과는 매우 탁월하다. 세상에 공짜가 없음을 다시 한 번 각인시켜주는 프로그램이다.

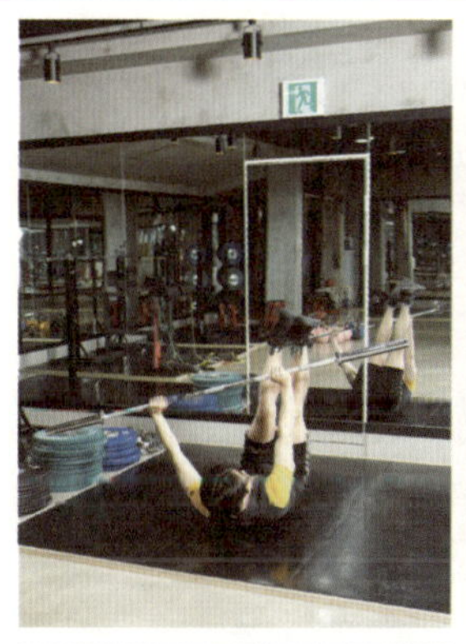

플로어와이퍼(좌우)

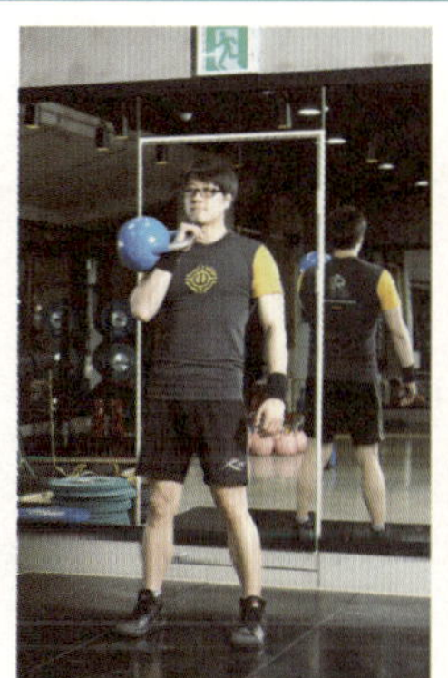

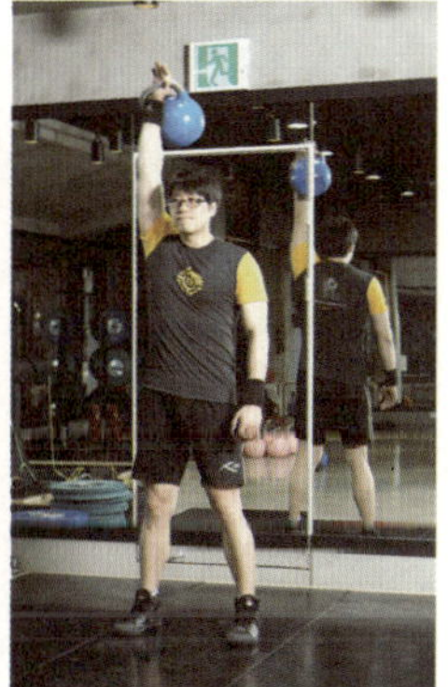

케틀벨 클린 앤 프레스

기 – 승 – 전 – 정력!
고개 숙이지 않는 오만한 그대를 위하여

기-승-전-정력! 남자 운동의 결론은 누가 뭐라 해도 정력이다. 누누이 이야기했지만 정력으로 전이되지 않는 운동은 한낱 종이호랑이 발톱에 지나지 않는다. 하체 단련에 전일 집중되어 있는 '야한' 운동 프로그램 되시겠다. 긴 말이 필요 없다. 효과는 형제들이 직접 경험해보시길 바란다.

월 **백 스쿼트** 체중의 50%로 5회 5세트,

케틀벨 클린 앤 프레스 좌우 각 10회 5세트

화 **점프 스쿼트** 20회 5세트, **내가신장** 3분 3세트, **케틀벨 스윙** 100회 3세트

수 휴식

목 **데드리프트** 체중의 55%로 5회 5세트, **케틀벨 스윙** 100회 3세트

금 **케틀벨 클린 앤 프레스** 좌우 각10회 5세트, **내가신장** 3분 3세트,

점프 스쿼트 20회 5세트

- 본 프로그램의 유효기간은 3개월이다. 수요일은 무조건 휴식을 취한다.

- 백 스쿼트와 데드리프트는 1주차에 시작 무게를 위와 같이 설정하되, 너무 무겁다고 느껴진다면 얼마든지 낮추어 시작해도 괜찮다.

- 백 스쾃과 데드리프트는 매주 무게를 증량해서 실시하며, 일주일 사이에 증량 폭이 4kg이상을 넘지 않게 한다.
- 케틀벨 1세트에 해당되는 100회 스윙이 중간에 쉬지 않고 한 번에 가능하다면, 더 무거운 무게로 실시한다.

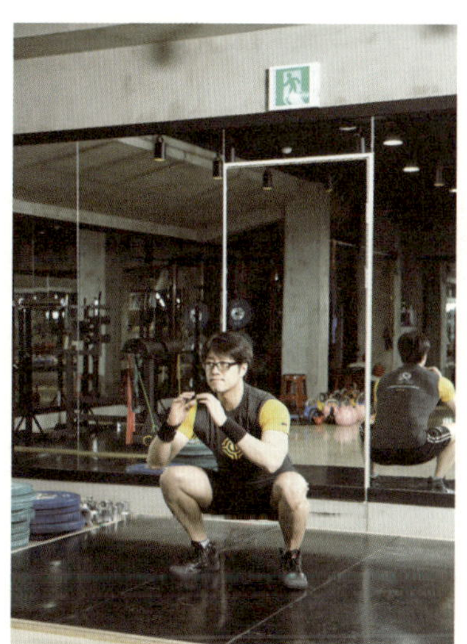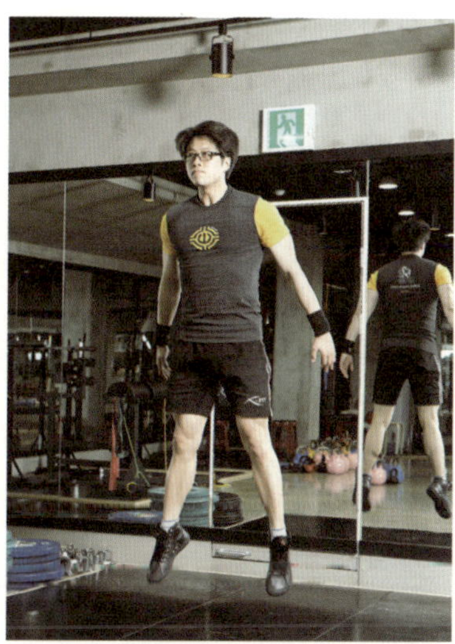

점프 스쾃

나이스 샷! 비거리 향상을 위하여

골퍼들의 장타에 대한 욕망은 대단한 것 같다. 골프의 비거리는 단순히 몸통을 비트는 힘이 강하다고, 허리 휘어지게 돌린다고 해서 만들어지는 것이 아니다. 힘, 유연성, 순발력의 3박자가 잘 맞아야 회전력이 비거리로 이어진다. 회전력을 높이려면 몸통과 엉덩이에서 나오는 힘이 몸 전체로 전이될 수 있어야 한다. 전이되는 속도도 빨라야 하고, 타이밍도 잘 맞아야 한다. 하체(엉덩이)와 몸통의 힘을 키울 수 있는 운동으로 세팅했으니 꾸준히 연습해서 필드에 나가보시라. 퍼팅하는 순간, 느낌이 올 것이다.

월 바벨 굿모닝 10회 5세트, **행 레그레이즈** 10회 7세트,

케틀벨 스윙 100회 3세트

화 케틀벨 러시안 트위스트 10회 5세트, **케틀벨 한 다리 데드리프트**, **플랭크**

수 휴식

목 데드리프트 체중의 55%로 5회 5세트, **케틀벨 우드 찹** 좌우 각 5회 5세트

금 바벨 굿모닝 10회 5세트, **플로어 와이퍼** 10회 5세트,

케틀벨 스윙 100회 3세트

• 본 프로그램의 유효기간은 3개월이다. 수요일은 무조건 휴식을 취한다.

- 데드리프트는 1주차에 시작 무게를 위와 같이 설정하되, 너무 무겁다고 느껴진다면 얼마든지 낮추어 시작해도 괜찮다.

- 데드리프트는 매주 무게를 증량해서 실시하며, 일주일 사이에 증량 폭이 4kg이상을 넘지 않게 한다.

- 케틀벨 1세트에 해당되는 100회 스윙이 중간에 쉬지 않고 한 번에 가능하다면, 더 무거운 무게로 실시한다.

- 바벨 굿모닝은 빈 바벨로 실시하거나 가볍게 실시한다.

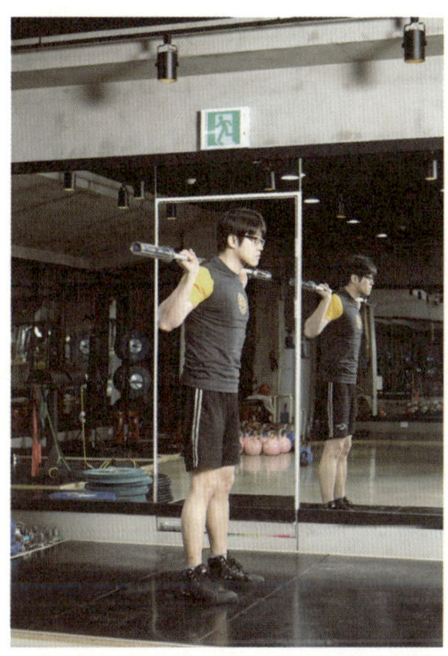
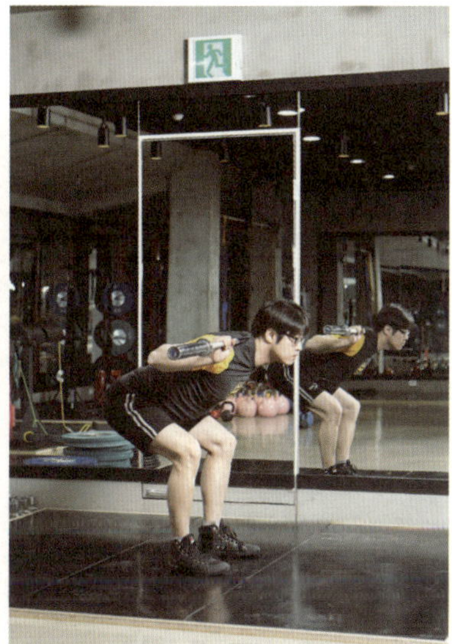

바벨 굿모닝

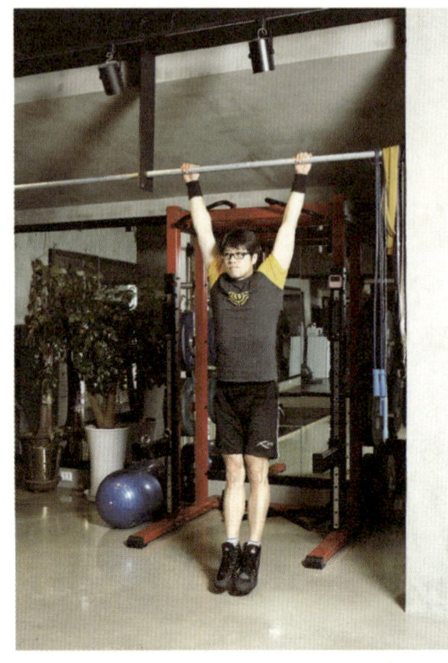 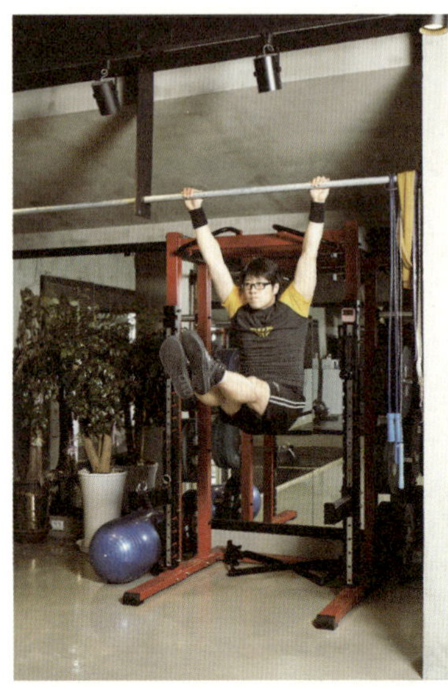

행 레그레이즈

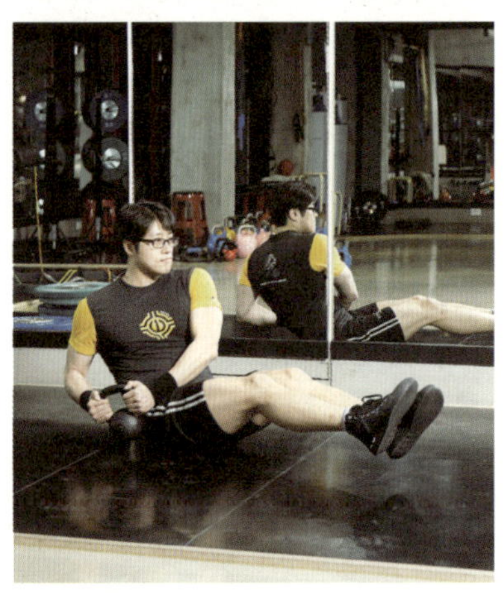

케틀벨 러시안 트위스트(좌우)

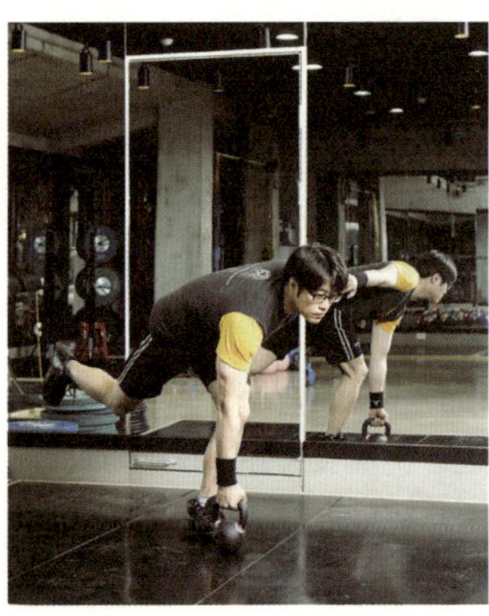

케틀벨 한 다리 데드리프트(좌우)

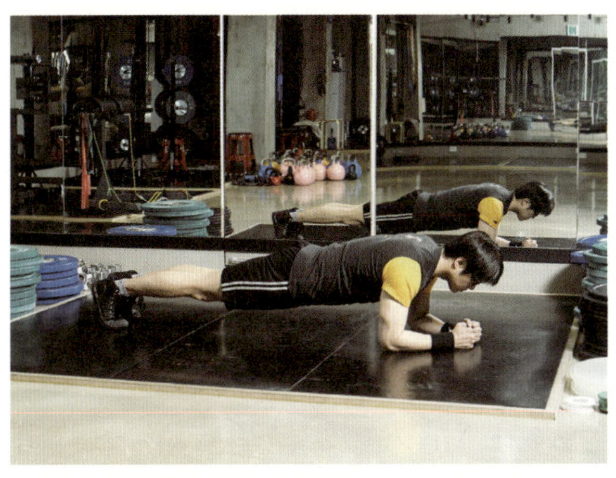

플랭크

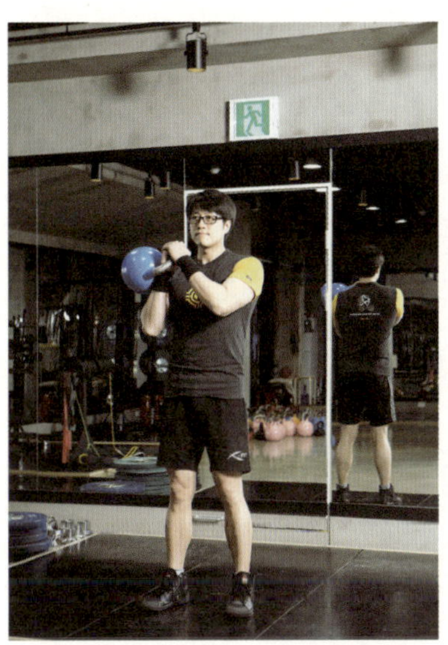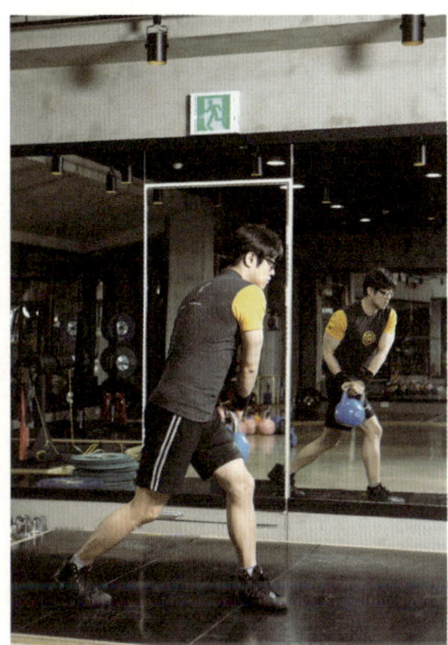

케틀벨 우드 찹(좌우)

아웃도어 스포츠를 즐기는
형제들을 위하여

탁 트인 야외에서 스포츠를 즐기는 형제들 눈에는 체육관이 비좁고 답답한 놀이터처럼 느껴질 것이다. 모름지기 대도무문大道無門과 호연지기浩然之氣의 기상은 대자연과 하나가 될 때 완성되는 것이 아닐까 한다. 4계절 야외에서 다양한 스포츠를 즐기는 형제들을 위해서 어디서든 할 수 있는 맨몸운동을 중심으로 세팅했다. 몸을 가속화할 수 있도록 힘과 협응력을 높여주는 운동들이다. 어떤 종목의 스포츠를 즐기시든 체력 단련으로 꾸준히 해준다면 만족할 만한 결과를 얻을 수 있을 것이다.

월 20m 힐 스프린트(언덕 달리기) 10회, **버피 테스트** 100회

화 휴식

수 20m 힐 스프린트 10회, **턱걸이** 10회 5세트, **팔굽혀펴기** 10회 5세트

목 휴식

금 20m 힐 스프린트 10회, **케틀벨 클린 앤 프레스** 좌우 각 10회 5세트, 반신욕 15분

- 본 프로그램의 유효기간은 3개월이다. 화요일, 목요일 휴식은 철저히 지킨다.

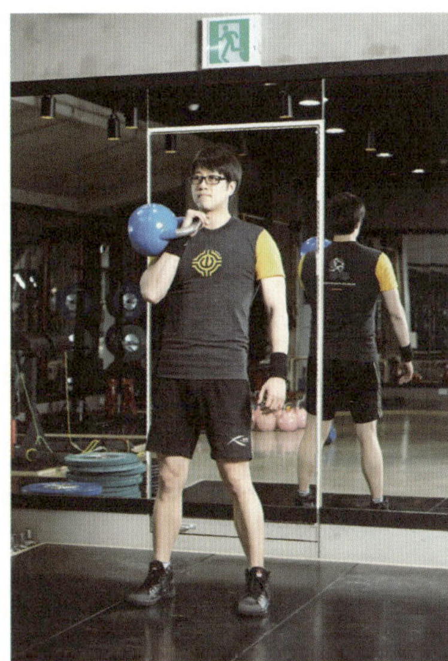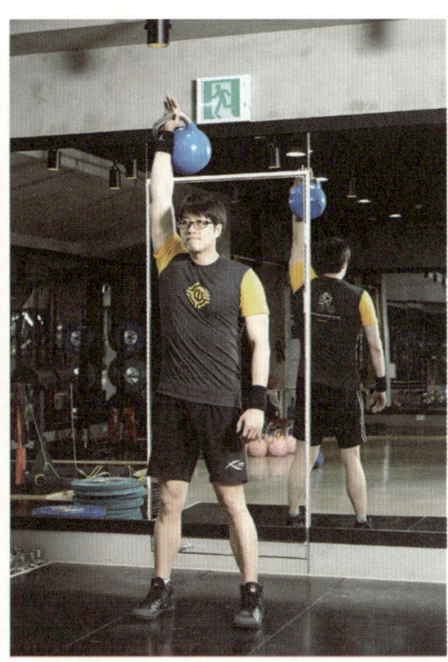

케틀벨 클린 앤 프레스

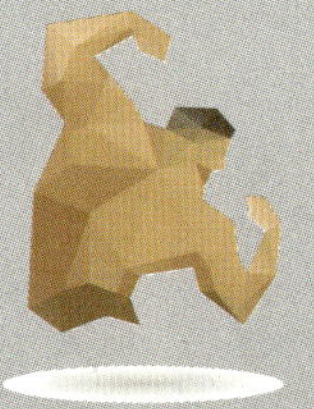

불혹,
유련황망流連荒亡
하여라

우리는 과거 신세대新世代로 불리던 사람들이다. 기존의 가치를 거부하고 뒤집어 세대와 세대 간의 관계에 대한 획기적인 시각을 제시했다. 대중문화 전반에 걸쳐서 짧은 시간에 비해 많은 것들을 받아들이며 많은 변화를 주도했다고 생각한다. 그때 우리는 외쳤다. "나는 나일 뿐, 우리는 X세대다!"

캐나다의 소설가 더글러스 쿠플랜드의 소설 《X세대(Generation X)》에서 유래한 이 말은 구속이나 관념의 틀에 얽매이지 않고, 자유롭게 생각하고 자신의 뜻대로 행동하는 특성을 가진 신인류新人類의 대명사로 사용되었다. 특히 사회구성원으로서 기존 세대가 고수해온 획일적인 사고를 적극적으로 거부하는 파격적인 세대이다. 새로운 소비심리 조장을 위해 소비시장에서만 존재할 뿐 실체는 존재하지 않는다는 주장도 있었지만, 필자의 생각은 그렇지 않다.

우리 신세대는 격동(?)의 90년대에 학창시절을 보냈고, IMF 외환

위기와 취업난 속에서 사회에 첫발을 내디뎠다. 격랑 속을 표류하는 위기 속에서도 벤처 열풍을 주도했고, 일인기업이나 창업과 같은 새로운 가치와 새로운 비전을 끊임없이 제시한 열혈청년이었다. 그랬던 우리가, 영원한 청춘일 것 같았던 우리가 이제 사십대가 되었다. 아저씨와 오빠의 애매한 경계로 버텨낼 수 있었던 삼십대도 지났고, 중년中年이라는 방점이 확실한 시작점 혹은 연장선상에 서 있다.

과거에 오랫동안 인습에 억눌렸던 가치관을 거부하던 파격의 세대로 자리매김했던 우리의 현재 모습은 어떠한가? 나이에 아랑곳하지 않고 여전히 그때 그 모습을 지닌 영원한 청년으로 살아가는 사람도 있고, 중년의 완고함으로 젊은 세대들을 개탄하고 있는 사람들도 있다. 확실한 것은 우리가 더 이상은 세대와 세대의 틈에서 새로운 가치를 위해 미지의 땅을 개척하는 탐험가가 아니라는 사실이다. 현실이라는 대지 위에서 하루하루를 살아가야 하고, 수많은 관계 속에서 나를 설명하고 이해시켜야 하며, 살아가는 이유를 잊

지 않기 위해 스스로를 설득시켜야 하고, 그 과정 속에서 외로움과
도 싸워나가야 하는 존재가 되었다.

어디 그뿐인가? 흰머리와 탈모, 정리가 힘들어지기 시작한 뱃살
과 속절없이 떨어지는 체력을 거부하는 모양새는 전 세대, 전전 세
대와 별반 다를 게 없는 것 같다. 우리의 몸은 이렇게 한 살 한 살
나이를 먹을 때마다 변하고 노화를 체감하고 있지만, 어찌된 노릇
인지 우리는 스스로를 아직 노화의 잣대로 저울질하려 들지 않는
다. 용기가 없어서도 아니고, 인지의 부재 때문도 아니다. 아직은 젊
고 싱싱한 의식과 속절없이 삐걱대는 관절 간의 괴리를 겸허하게
받아들이지 못하는 것일 뿐이다. 하루하루 과거의 인물이 되어가면
서 지금 현재를 살아가는 인물이며, 동시에 내일을 살아가야 하는
것이 바로 우리들이다. 그러니 형제들이여, 우리의 빛나던 청춘의
편린片鱗들은 아름답게 추억하는 것으로 끝나야지 그것에 얽매여
서는 안 된다.

과거가 어찌되었든 지금 현재를 좀더 활기차고 정열적으로 살아

가기 위한, 사십대 형제들의 삶을 위한 절실한 방편으로 강한 남자의 힘을 일으키는 운동을 소개했다. 그리고 우리 사십대, 이제는 아저씨라 불리는 X세대 형제들에게 다시 한 번 인생이라는 거친 벌판에서 짜릿하고 화려한 유련황망流連荒亡을 꿈꿀 수 있음을 이야기하고 싶었다.

졸필을 들 때마다 한 글자 한 글자 새겨넣는 이 글들이 친구의 얼굴 같기도 하고, 학창시절을 같이 보낸 선배의 음성 같기도 하여 조촐한 선술집에서 정겹게 이야기 나누듯 글을 풀어보고자 했다. 한 꼭지를 완성할 때마다 친구에게 전화를 걸어 우울한 푸념을 늘어놓기도 하고, 과거의 추억을 이야기하면서 웃어가며 즐겁게 써내려간 글들이다. 도태되지 않으려는 몸부림에 자극을 주기 위해서라기보다는 조금 더 건강한 신체로 현재를 누리는 행복에 가까이 가시길 바라는 마음으로 글을 마무리한다. 모쪼록 건강한 신체를 유지하고 되찾는 데 이 책이 조금이나마 보탬이 되었으면 하는 마음 간절하다.

졸필임에도 출판을 제안해준 한문화출판사(특히 진정근 팀장님)에 진심으로 감사드린다. 나이 들어가며 추억을 함께하는 새내기 사십 대 친구 녀석들 황승진, 정규남, 최준수에게 고맙다. 끝으로 이 책을 위해 기꺼이 모델이 되어준《다이어트 진화론》의 저자 코치D 남세희에게도 고마움을 전한다.

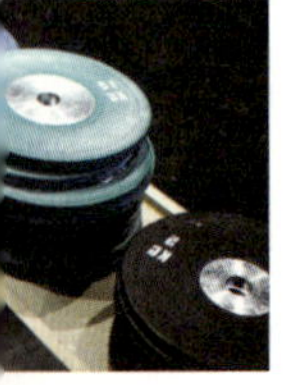 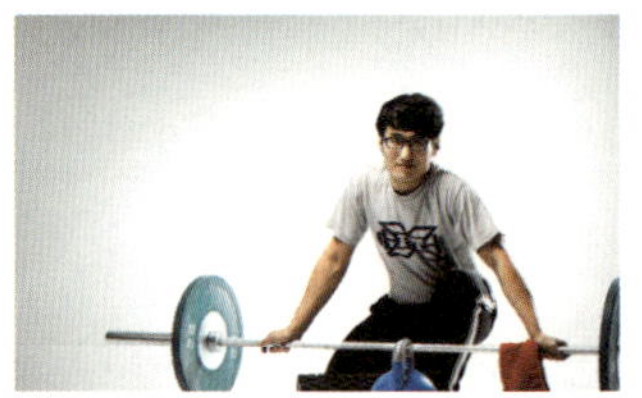 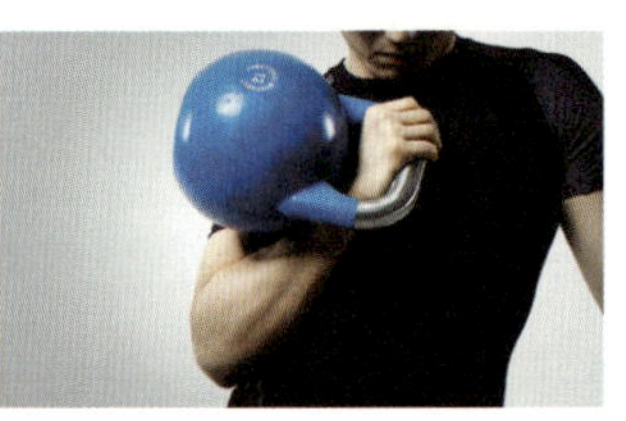 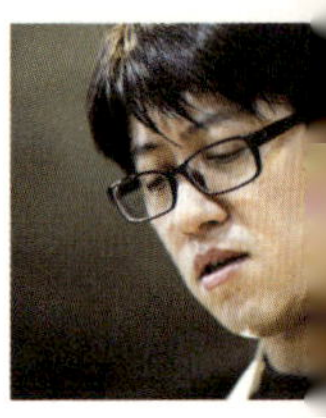

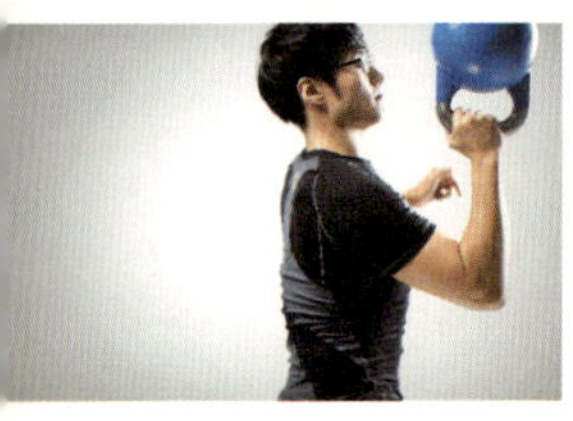 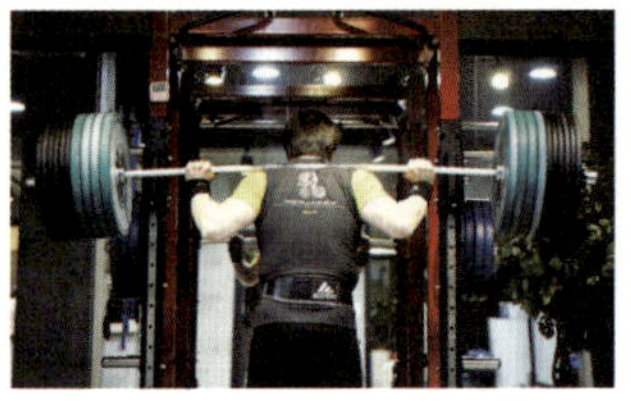 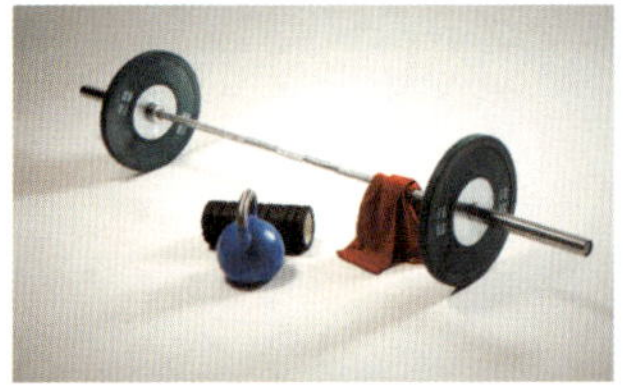

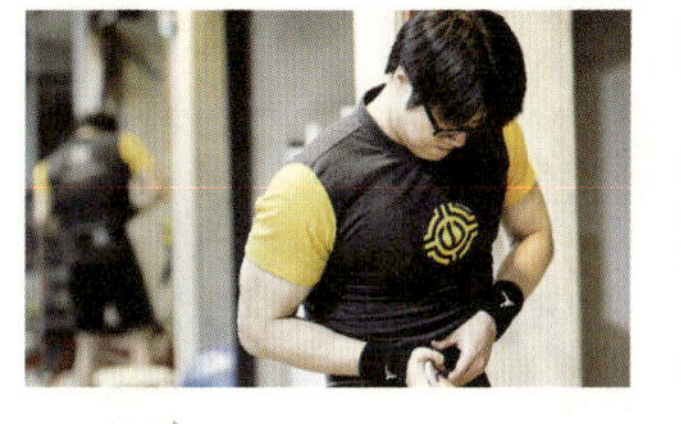 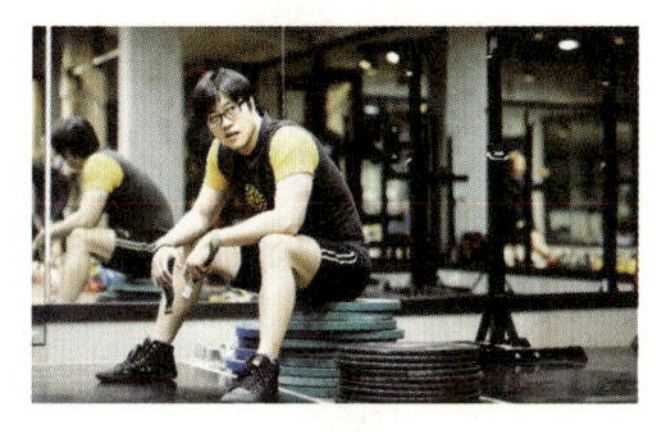 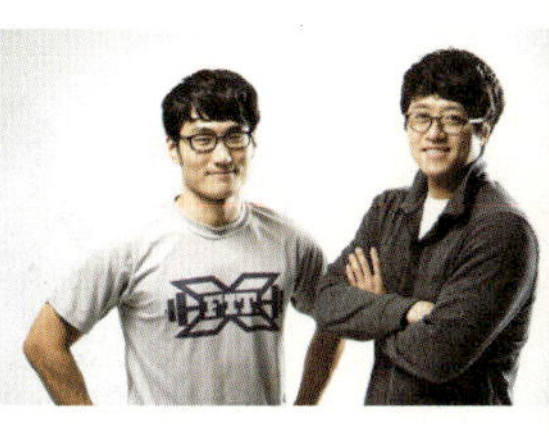

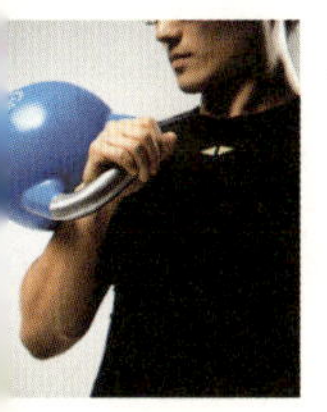 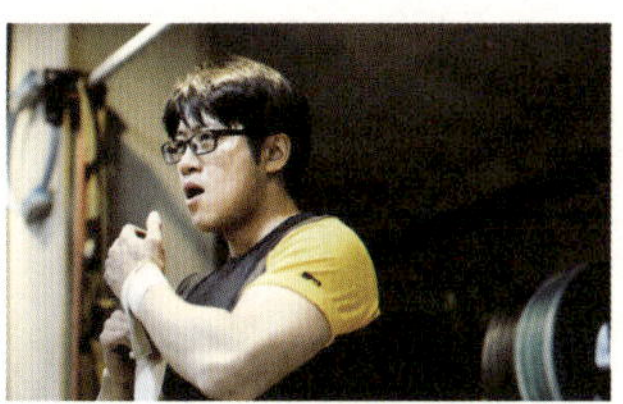 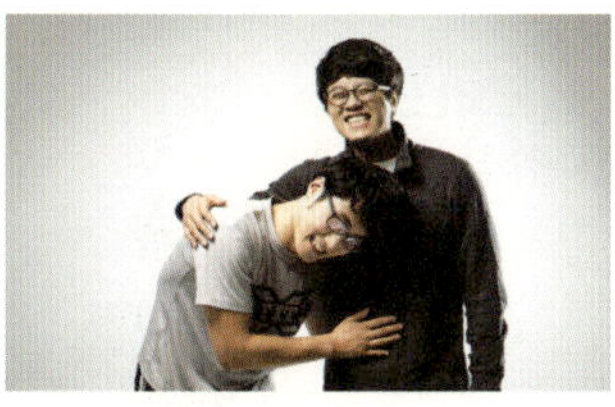 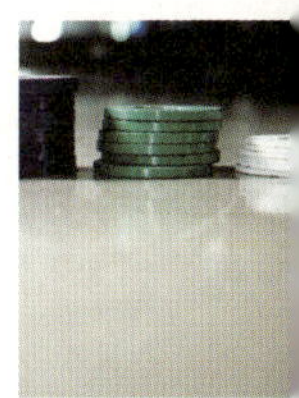

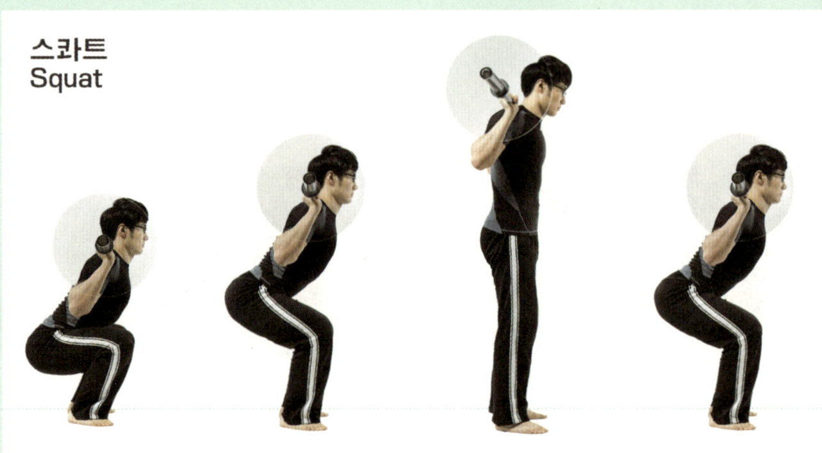

스콰트
Squat

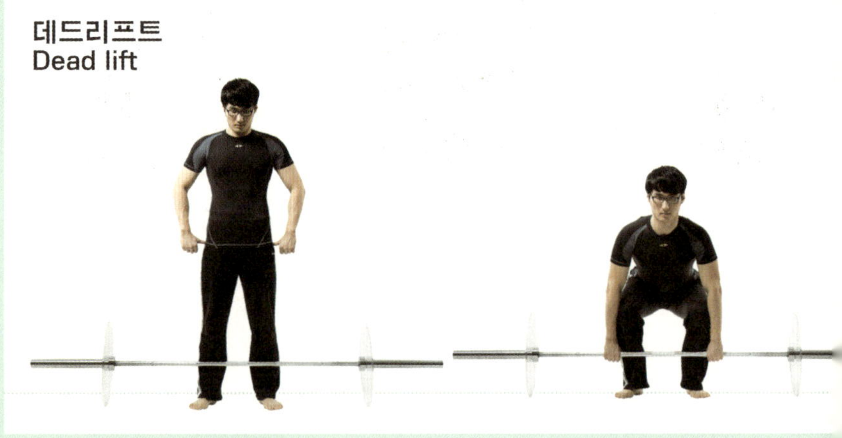

데드리프트
Dead lift

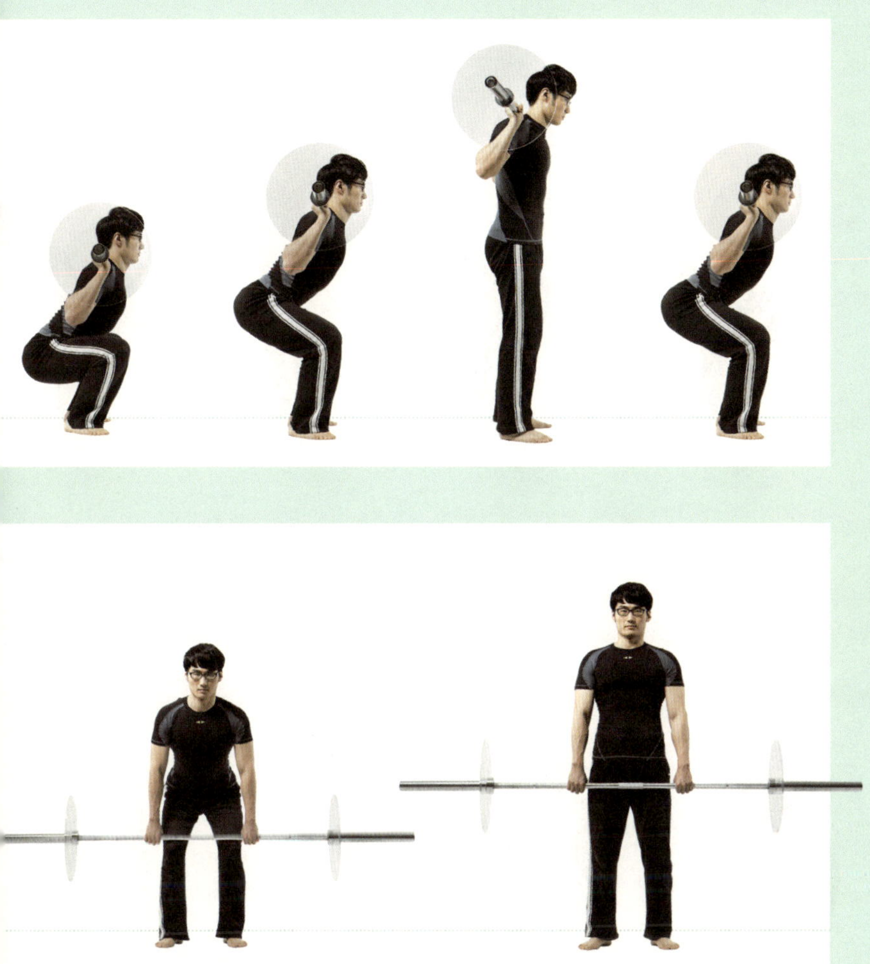

케틀벨 스윙
Kettlebell Swing

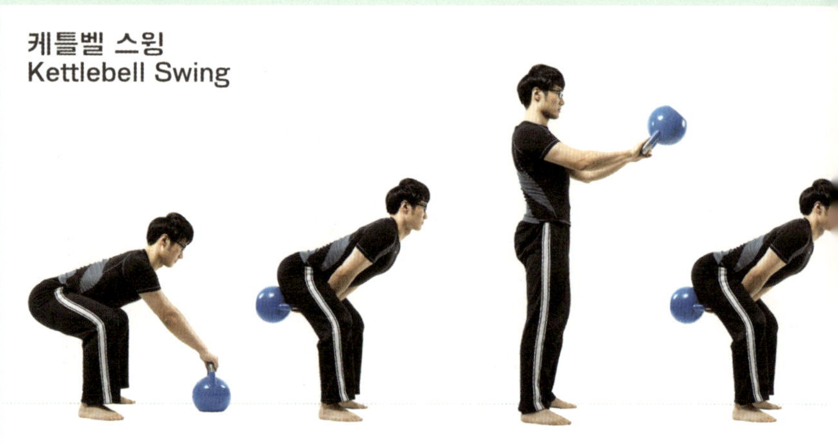

케틀벨 클린
Kettlebell Clean

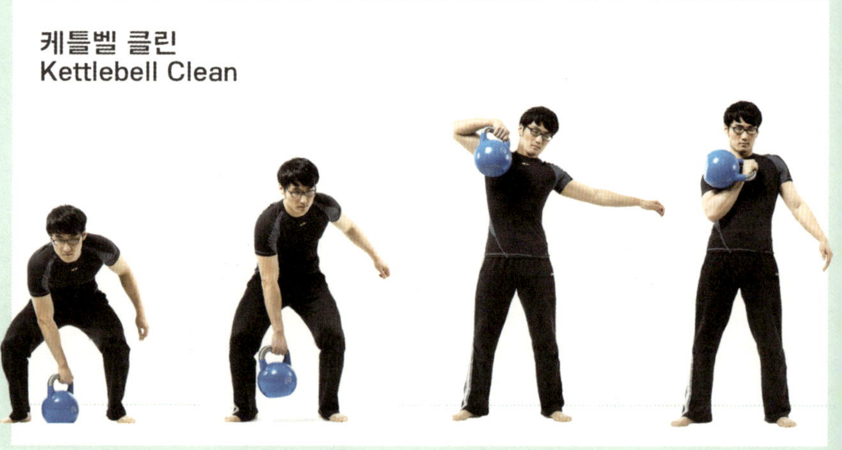

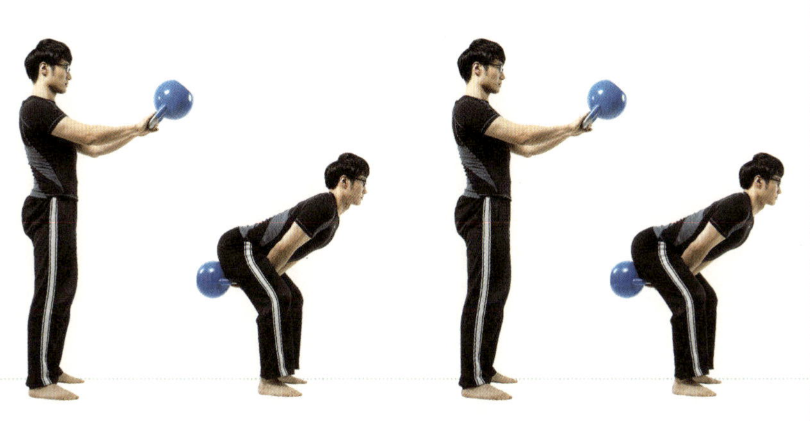

케틀벨 스내치
Kettlebell Snatch

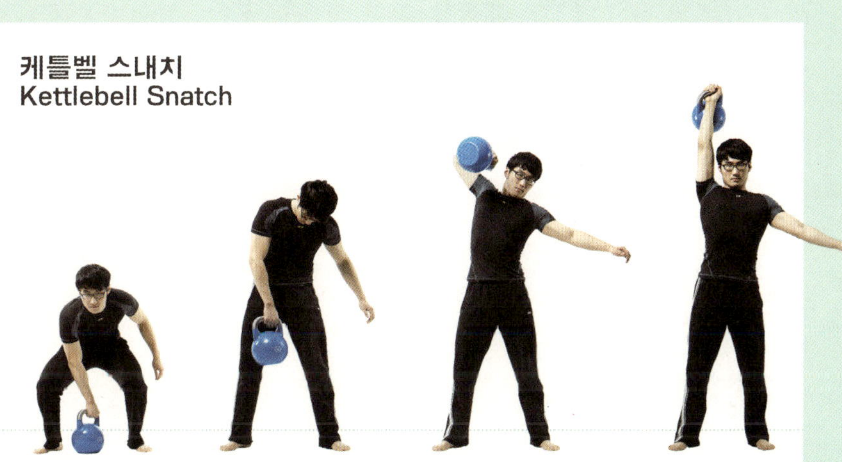

강한 형님들의 진짜 운동

초판 1쇄 인쇄 2014(4347)년 8월 14일
초판 1쇄 발행 2014(4347)년 8월 28일

지은이 · 최영민
펴낸이 · 심정숙
펴낸곳 · ㈜한문화멀티미디어
등 록 · 1990. 11. 28. 제21-209호
주 소 · 서울시 강남구 봉은사로 317 논현빌딩 6층(135-833)
전 화 · 영업부 2016-3500 편집부 2016-3532
홈페이지 http://www.hanmunhwa.com

편집 · 이미향 강정화 최연실 진정근
디자인 제작 · 이정희 목수정
경영 · 강윤정 권은주 | 홍보 · 박진양 조애리
영업 · 윤정호 조동희 | 물류 · 박경수

만든 사람들
기획 · 진정근 | 책임 편집 · 최연실 | 디자인 · 인수정
인쇄 · 천일문화사

ⓒ최영빈, 2014. Printed in Seoul, Korea
ISBN 978-89-5699-173-3   13690